Dr. Martin Weiß

Osteoporose ist heilbar!

Die revolutionäre Kräftigungstherapie

Dr. med. Martin Weiß

Osteoporose ist heilbar!

Die revolutionäre Kräftigungstherapie

Lektorat: Stephanie Ehrenschwendner
Umschlaggestaltung: ReclameBüro, Margret Russer
Innensatz + Grafik Seite 122: ad department, Kerstin Fiebig
Illustration „Wirbelsäule": wikipedia
Tabelle und Grafiken: UNDO · Uli Reiter · www.undo.de
Illustrationen Seite 21: Geoffrey Cox · Wildlife Artist · Neuseeland
www.gcox-artist.co.nz
Foto Seite 19: www.fotolia.de
Fotos Seite 76, 97 · Grafik Seite 101: Kieser Training AG Zürich
Druck & Verarbeitung: Westermann Druck Zwickau GmbH

www.weltinnenraum.de

4. Auflage 2012

Bibliografische Information der Deutschen Nationalbibliothek
Die Deutsche Nationalbibliothek verzeichnet diese Publikation in der Deutschen Nationalbibliografie; detaillierte bibliografische Daten sind im Internet über http://dnb.d-nb.de abrufbar.

ISBN 978-3-89901-723-6

Dieses Buch wurde auf 100% Altpapier gedruckt und ist alterungsbeständig. Weiter Informationen hierzu finden Sie unter
www.weltinnenraum.de

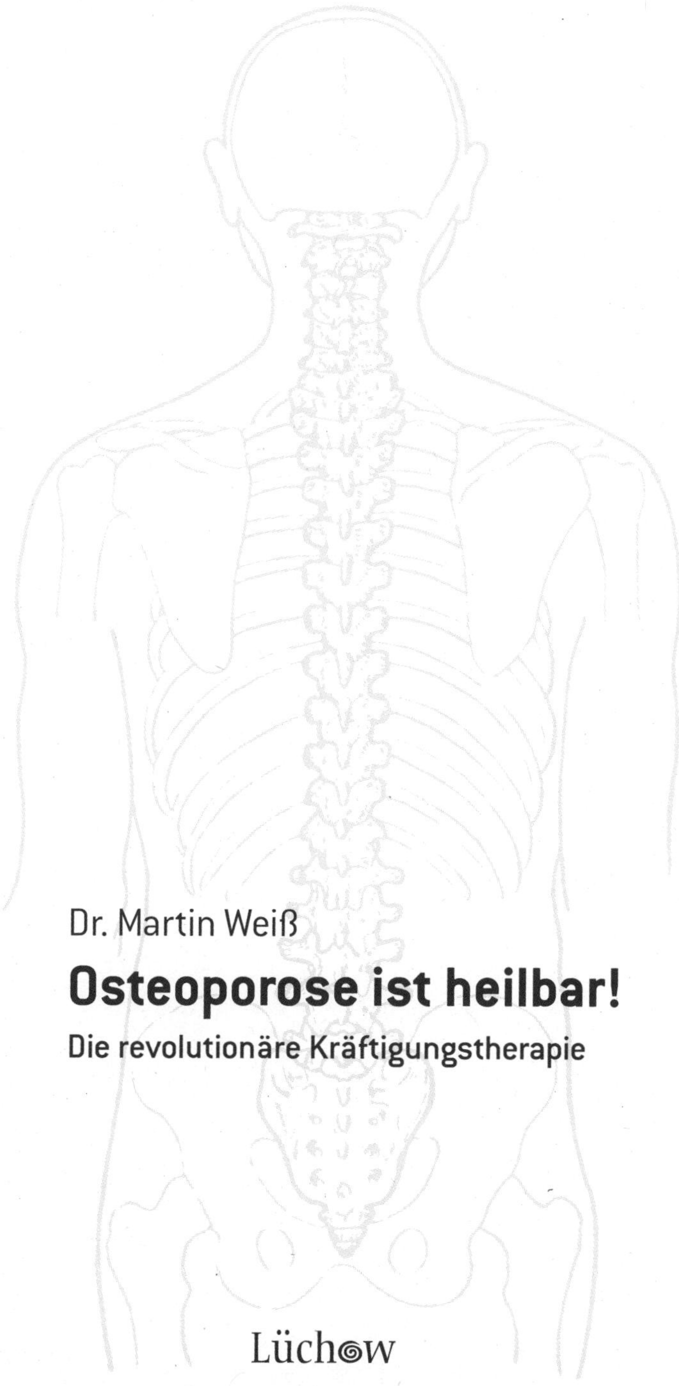

Dr. Martin Weiß

Osteoporose ist heilbar!

Die revolutionäre Kräftigungstherapie

Lüchow

Teil Zwei

Gesunde Knochen - ein Leben lang

Vorwort

Unsere Gesundheit stützt sich auf vier Säulen: ausreichend Schlaf, gezielte Muskelaktivität, physiologische Ernährung und genügend Sonnenlicht. Unsere hochindustrialisierte Gesellschaft hat systematisch alle vier Stützpfeiler untergraben. Das gesamte Gebäude ist instabil und steht kurz vor dem Zusammenbruch. Diesen Zustand nennt man auch „Zivilisationskrankheiten". Osteoporose ist eine davon, die besonders viele Menschen betrifft und deshalb zu recht als „Volkskrankheit" bezeichnet wird. Lange Zeit nahm man quasi Schulter zuckend hin, dass es in einer immer älter werdenden Gesellschaft immer mehr gebrechliche Menschen geben muss. Das ist zwar im Prinzip richtig, aber die Vorstellung, es ab dem Rentenalter endlich „verdient" zu haben, sich nicht mehr körperlich anzustrengen, ist absurd. Der Körper benötigt, so lange er lebt, Umweltreize, um sich daran anpassen zu können und damit leistungsfähig zu bleiben. Nur durch die ständige Konfrontation mit Widerständen aus der Umwelt können wir uns fit machen und es auch bleiben. Wer sein Hirn nicht benutzt, büßt an kognitiver Leistungsfähigkeit ein. Wer seine Muskeln nicht anspannt, verliert sie. Wer sein Knochengerüst nicht entgegen der Schwerkraft trägt, wird es abbauen. Wer sich nie der Sonne aussetzt, baut keinen Schutz gegen die schädigenden Effekte der UV-Strahlen auf. Wer nur noch steril lebt, schwächt sein Immunsystem.

Das vorliegende Buch von Dr. med. Martin Weiß greift einen immer noch allzu vernachlässigten Aspekt der Gesundheit auf: Krafttraining, das nach wie vor unter dem Image leidet, dass es vor allem Menschen mit großem Bizeps und kleinem Hirn betrieben. Dabei ist das längst passé. Viele Fitness-Studios haben sich umorientiert und der Prävention und gezielten Therapie geöffnet. Es gehört kein Mut mehr dazu, als 60jähriger einen Kraftraum zu betreten, weil sich die jungen Muskelprotze möglicherweise über den „Alten" lustig machen könnten. Das ist nicht mehr so. Aus eigener Erfahrung kann ich sagen: Man fällt gar nicht mehr auf.

Bei „gesunderhaltender körperlicher Aktivität“ denken die meisten immer noch an Herz-Kreislauf-Training und damit an Ausdauersport. Das hat sicherlich seine Berechtigung, aber man kann dennoch nicht oft genug betonen: Für den Erhalt vieler wichtiger Körperfunktionen steht Krafttraining an erster Stelle – und zwar bis ins hohe Alter.

Im Jahr 1994 wurde eine bahnbrechende Studie von Prof. Maria Fiatarone veröffentlicht. Sie machte Krafttraining mit Patienten eines Pflegeheims. Mitmachen durften alle Bewohner, die noch mindestens sechs Meter weit ohne fremde Hilfe gehen konnten. Das durchschnittliche Alter der 100 Teilnehmer lag bei 87 Jahren. Die Hälfte von ihnen lotste man in eine Gruppe mit Krafttraining, die andere Hälfte in eine Gruppe mit "Placebo-Aktivitäten" wie Bewegungsübungen im Sitzen. In der Krafttrainingsgruppe trainierten die Probanden über einen Zeitraum von zehn Wochen dreimal pro Woche jene Muskeln, die das Hüft- und Kniegelenk strecken, also Pobacken und Oberschenkel. Immerhin beendeten 94% der Teilnehmer die Studie. In der „Placebo“-Gruppe veränderte sich wie erwartet nichts. In der Krafttrainings-Gruppe hingegen nahm die Muskelkraft im Vergleich zu den Ausgangswerten um über 100 Prozent zu – und das mit 87 Jahren! Das ist der Beweis: In jedem Alter kann man Muskeln aufbauen. Man muss sie nur entsprechend fordern.

Ein weiterer wichtiger aber völlig vernachlässigter Aspekt der Gesundheit wird im vorliegenden Buch ebenfalls angesprochen: Das Sonnenlicht bzw. das Vitamin D, ein zentraler Faktor für den Aufbau und Erhalt der Knochenstruktur und -festigkeit.

Die wenigsten wissen, dass unser Körper bei unserem modernen Lebensstil nur mangelhaft und in den lichtarmen Wintermonaten gar nicht mit Vitamin D, das durch Sonnenstrahlung in unserer Haut synthetisiert wird, versorgt wird. Im Winter reicht in unseren Breiten die Kraft der Sonne auch nach stundenlanger Bestrahlung nicht aus, um Vitamin D zu synthetisieren. Auch dieses Wissen ist bis jetzt kaum in der Ärzteschaft geschweige denn in der Bevölkerung verbreitet. Auch nicht, dass unsere Nahrung wenig nennenswerte Vitamin-D-Mengen enthält, und die Dosis in den üblichen, frei verkäuflichen Nahrungsergänzungsmitteln viel zu niedrig ist, um den Sonnenmangel auszugleichen. Das heißt, hier herrscht dringender Handlungsbedarf.

Wir wissen heute sehr genau, dass es kein Medikament gibt, das so zuverlässig vor Krankheiten schützt, wie die Erhaltung des Normalgewichts und die regelmäßige Muskelaktivität unter freiem Himmel und bei Tageslicht. Dies wird in Bezug auf Osteoporose in dem Ratgeber von Martin Weiß in hervorragender Weise allgemein verständlich thematisiert. Es ist zu hoffen, dass sein Buch viele Menschen erreicht und motiviert, ihren Lebensstil dauerhaft zu ändern.

Prof. Dr. Nicolai Worm
München, im Sommer 2010

Einleitung

Braucht es tatsächlich ein Buch über Osteoporose, in dem „Bewegung" zur Vorbeugung und Therapie der Krankheit im Mittelpunkt steht? Ja, es braucht dieses Buch, denn wissenschaftlich ist der große Nutzen intensiver Bewegungstherapie mittlerweile erwiesen. Der Stand der Forschung wird in der Leitlinie „Physiotherapie und Bewegungstherapie bei Osteoporose[1]" beschrieben. In der täglichen Praxis ignorieren Ärzte und Physiotherapeuten diese Leitlinie jedoch häufig. Eingefahrene Konzepte bestimmen das Handeln und die bahnbrechenden Erkenntnisse, vor allem der Krafttrainingsforschung, finden keine Beachtung – zum Schaden der Betroffenen und der gesamten Gesellschaft, denn Osteoporose zählt zu den teuersten Volkskrankheiten.

Osteoporose ist eine unsichtbare Stoffwechselkrankheit. Sie kommt auf leisen Sohlen daher, nagt über viele Jahre an der Knochensubstanz und untergräbt damit die Belastbarkeit des Knochengerüsts. Wenn Sie das „Osteoporose-Gen" nicht geerbt haben, wenn Sie sich gesund ernähren, intensiv bewegen und über eine kräftige Muskulatur verfügen, gehören Sie zum glücklicheren Teil der Bevölkerung. Sie laufen kaum Gefahr, bereits bei geringer äußerer Krafteinwirkung – beispielsweise durch einen Sturz – einen Knochenbruch zu erleiden.

Etwa 7 Millionen Menschen in Deutschland sind von Osteoporose betroffen. Davon haben rund 3 Millionen bereits Wirbelkörperbrüche. Ein Drittel aller Frauen ab 50 Jahren erleidet einen Wirbelbruch. Zusätzlich brechen bei rund 15% dieser Frauen weitere Knochen, besonders häufig die des Oberschenkels und des Unterarms. Damit verbunden sind eine dramatisch eingeschränkte Lebensqualität und eine verminderte Lebenserwartung. Ein Schenkelhalsbruch beispielsweise gehört zu den häufigsten Gründen für die Einweisung ins Pflegeheim – auch bei bis dahin guter Gesundheit. Fast die Hälfte der Erkrankten kennt ihre Diagnose nicht. Diese gewaltige Diagnose-Lücke

1) DVO-Leitlinie Physiotherapie und Bewegungstherapie bei Osteoporose in der Fassung vom Oktober 2009

kann man nicht genug betonen, denn Erkenntnis ist der erste Schritt zur Genesung. Ohne Diagnose gibt es auch bei Osteoporose keine Hilfe.

Osteoporose ist keine Schicksalskrankheit und heute so unnötig wie der sprichwörtliche Kropf, den wir durch die Zufuhr von genügend Jod fast ausgerottet haben. Gäbe es ein Medikament, das Ähnliches bei Knochenschwund leistete, wäre Osteoporose längst besiegt. Die forschende Arzneimittelindustrie würde sich voller Stolz auf die Brust schlagen und mächtige Gewinne einstreichen. Trotz großer Fortschritte in der medikamentösen Behandlung der fortgeschrittenen Osteoporose verfügen wir noch nicht über ein effektives Medikament, um beginnenden Knochenschwund zu verhindern. Dabei gibt es ein solches „Mittel" - aber es lässt sich nicht verschreiben und ebenso wenig einnehmen. Dieses Mittel erfordert Selbstverantwortung, mehr noch, eine Änderung des Lebensstils und es wirkt von der Jugend bis ins hohe Alter.

Um in Kindheit und Jugend starke Knochen aufzubauen, braucht es genügend Zufuhr von Kalzium über die Nahrung und viel Bewegung, am besten in der freien Natur, weil auch das Tageslicht für den Knochenstoffwechsel notwendig ist. Das Sonnenlicht aktiviert in der Haut Vitamin D, ein Knochenvitamin, das für die Einlagerung von Kalzium und anderen Mineralstoffen in die Knochen sorgt. Weil das ohne intensive Bewegung nicht funktioniert, sollten Eltern den natürlichen Bewegungsdrang ihrer Kinder fördern, der besonders im Vorschulalter stark ausgeprägt ist. Bis zur Pubertät, in der die Bewegungslust oft ganz erlischt, ist der Knochenstoffwechsel viermal aktiver als in jeder anderen Lebensphase. In diesen Jahren des Aufbaus sollten Eltern mit ihren Kindern ein sportlich aktives Leben führen und für gesunde Ernährung sorgen. Den Schulen kommt eine besondere Verantwortung zu. Mit zwei bis drei Sportstunden pro Woche kommt der Körper entschieden zu kurz. Die Forderung nach der täglichen Sportstunde ist durch wissenschaftliche Untersuchungen[2] gut begründet und kostet langfristig

2) Rusch H./Weineck J., Sportförderunterricht, Schriftenreihe zur Praxis der Leibeserziehung und des Sports, Band 137, Hofmann Verlag, 2007

weniger als die Behandlung unnötiger Krankheiten. Gezielte Bewegung fördert die geistige, körperliche und seelische Entwicklung und sorgt nicht zuletzt für den Aufbau stabiler Knochen.

Mit etwa 25 Jahren ist das „Knochenkonto" aufgefüllt. So wie Sie anfangs auf dieses Konto einzahlen und dadurch in die Stabilität Ihrer Knochen investieren, können Sie den Knochenabbau auch beeinflussen, der um das 30. Lebensjahr beginnt. Selbst intensive sportliche Ausdauerbelastungen reichen dann nicht mehr, um die Knochen ein Leben lang stabil zu halten. Der Abbau lässt sich am besten mit gezieltem Krafttraining verhindern. In welchem Ausmaß das in welchem Alter möglich ist, zeigt Ihnen das folgende Beispiel einer meiner Patientinnen.

Bei Maria Ohnesorg[3], Jahrgang 1929, wurde die Diagnose einer fortgeschrittenen Osteoporose mit erhöhter Knochenbruchneigung erst im Alter von 68 Jahren gestellt. Die erste Knochendichtemessung im September 1997 zeigte eine ausgeprägte Osteoporose mit erhöhtem Knochenbruchrisiko. Sämtliche Messungen wurden mit der DEXA-Methode durchgeführt, die auf Seite 46 näher erläutert wird. Vom Orthopäden wurde die damals übliche Kombination aus Mineralstoffen (Kalzium, Vitamin D, Fluor) und Krankengymnastik verordnet. Eine Kontrolle der Knochendichte im September 1998 zeigte eine geringe Verbesserung (+ 2,8%). Zu diesem Zeitpunkt begann Frau Ohnesorg mit Kieser Training. Trotz einer langen Anfahrt mit dem Auto trainierte sie zusammen mit ihrem Ehemann eisern zweimal pro Woche. Schlechtes Wetter und winterliche Straßenbedingungen hielten die beiden nicht vom Training ab. Die erneute Messung nach einem Jahr Training, bei unveränderter Medikamentengabe, brachte eine Überraschung: Die Knochendichte hatte um 13,4% zugenommen. Die Patientin verringerte das Knochenbruch-Risiko durch gezieltes Training um 50 Prozent. Eine erhöhte körperliche Fitness, eine bessere Haltung sowie straffere Figur gaben Frau Ohnesorg zusammen mit dem guten Knochenbefund ein Gefühl von Sicherheit und Wohlbefinden zurück, das sie zuvor eingebüßt hatte.

3) Die Namen der Patienten wurden in allen Fallbeispielen geändert.

Noch 1980 waren sich Ärzte und Forscher einig, dass Krafttraining jenseits der Altersgrenze von 40 Jahren keinen Sinn habe und weder auf die Muskulatur noch auf die Knochen Einfluss nähme. Heute wissen wir, dass unsere Muskulatur über das ganze Leben bis ins hohe Alter gut trainierbar ist. Die Forschung hat endlich erkannt, dass das genauso für unsere Knochen gilt. Das Ausmaß möglicher Verbesserungen in der Knochendichte und damit auch in der Knochenfestigkeit ist so groß, dass es immer wieder überrascht, wie lebendig unsere Knochen sind.

Menschen, die sich gern bewegen, ist diese Botschaft leicht zu vermitteln. Sie geht aber alle an. Osteoporose ist eine Volkskrankheit, die jeden treffen kann, die Reichen und die Armen, die Sportlichen und Unsportlichen. Die Zahl von 7 Millionen Erkrankten spricht für sich. Unendliches Leid ist mit dieser Krankheit verbunden, sowie immense Kosten für Medikamente, Operationen, Rehabilitation, Hilfsmittel und Pflege. Bei Krebserkrankungen stehen wir dem Leid oft recht hilflos gegenüber. Bei Osteoporose wissen wir, was es braucht, um die Knochen ein Leben lang stark und belastbar zu halten. Diese Chance tatsächlich zu nutzen, ist Anliegen meines Buches.

Effektive Vorbeugung und wirksame Therapie sollten dabei den gleichen Stellenwert haben. Osteoporose lässt sich heutzutage mit den richtigen – rechtzeitig begonnenen – Maßnahmen vermeiden. Aber auch bei fortgeschrittener Erkrankung schafft ein Konzept, das über den Horizont einer medikamentösen Therapie hinausgeht, einen großen Gewinn: Beschwerden werden gelindert, die körperliche Fitness nimmt zu, die Knochen werden wieder belastbarer. Bei vielen Patienten nimmt die Selbstsicherheit zu, wenn alltägliche Tätigkeiten leichter fallen, und nicht zuletzt das entscheidet oft über die Frage, ob sich ein selbständiges Leben in der gewohnten Umgebung weiterführen lässt oder die Unterbringung in einem Pflegeheim ratsam wäre.

Um dieser Volkskrankheit wirksam zu begegnen, müssen Ärzte zusammen mit Physiotherapeuten und Sportlehrern bessere Strategien in Früherkennung, Prophylaxe und Therapie entwickeln. Osteoporose ist vermeidbar und heilbar, aber nicht allein mit Medikamenten. Spazierengehen und gelegentliche Krankengymnastik bewirken fast nichts. Die Lösung liegt in der Kombination von reichlich Alltagsbewegung, regelmäßigem Sport und vor allem gezieltem Krafttraining. Kräftige Knochen können Sie nicht kaufen. Sie müssen tatkräftig handeln. Dafür braucht es den Schulterschluss von Patienten und Ärzten mit Sportvereinen, Fitness-Studios oder Einrichtungen, die auf Krafttraining spezialisiert sind. Jeder Mensch sollte an starken Knochen arbeiten. Sie sind eine „Versicherung" gegen Unfälle und deren Folgen. Starke Menschen stürzen viel seltener. Und wenn sie doch fallen, passiert meist nicht mehr als eine Prellung oder eine Zerrung. Bei Osteoporose-Patienten reicht oft schon ein Umknicken, um einen Sturz und dadurch einen Knöchelbruch auszulösen.

Ich wünsche Ihnen, liebe Leserinnen und Leser, starke Knochen, auf die Sie sich Ihr Leben lang verlassen können. Das erreichen Sie nicht, indem Sie lesend klüger werden. Sie müssen handeln – konsequent und langfristig.

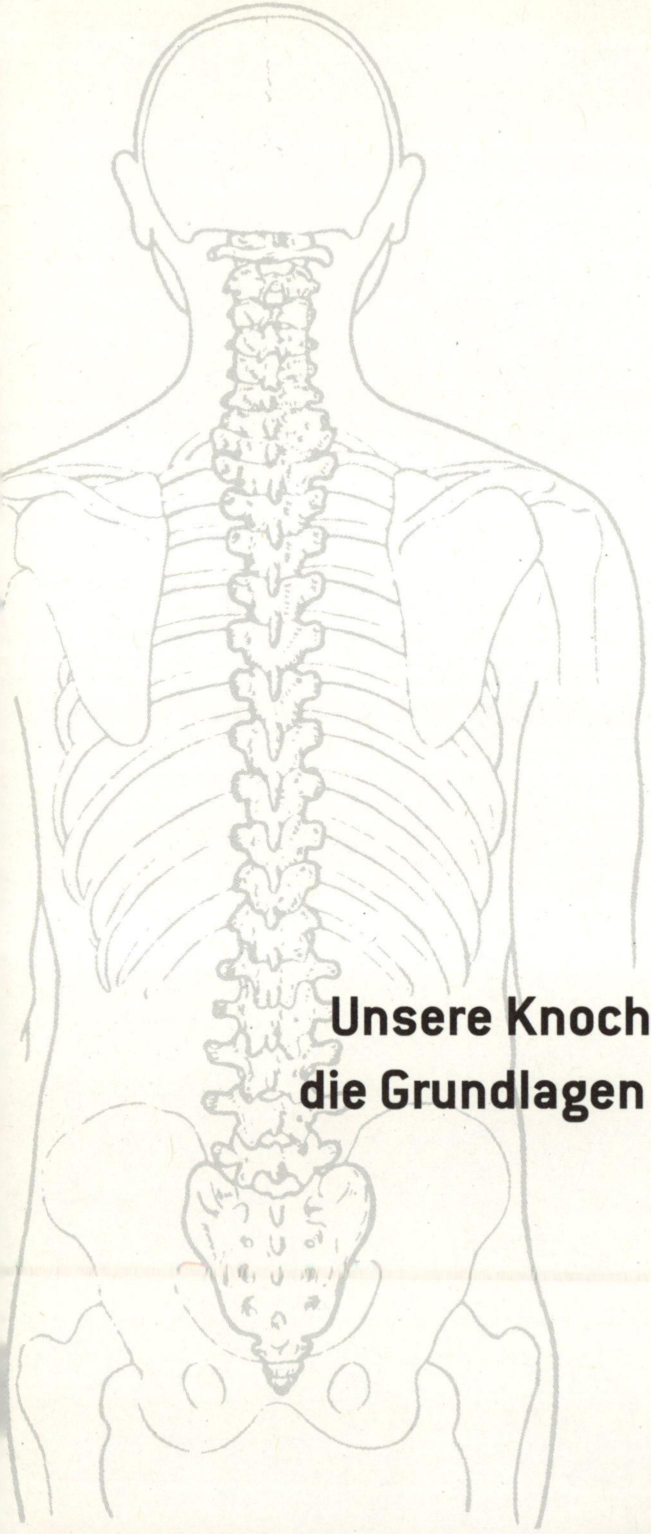

Teil Eins

Unsere Knochen leben – die Grundlagen verstehen

1. Knochen sind eine Dauerbaustelle

Der Knochenstoffwechsel – ein Auf und Ab

Von außen betrachtet sehen Knochen leblos aus – ein „knöchernes Gerüst“, das lebenswichtigen Organen Schutz gewährt, und an dem die Muskeln ansetzen, die im Zusammenspiel mit den Knochen einen aufrechten Gang ermöglichen. Doch der Eindruck täuscht: Starke Durchblutung und eine hohe Stoffwechselaktivität kennzeichnen das aktive Innenleben unserer Knochen. Alte und beschädigte Knochensubstanz wird abgebaut und durch neues Material ersetzt. Der Abbau geschieht rasch. Innerhalb zwei Wochen können die sogenannten Fresszellen [Osteoklasten] altes Knochengewebe auflösen und verdauen. Die Knochenaufbauzellen [Osteoblasten] füllen die entstandene Lücke mit einer Knochenvorstufe [Osteoid], und nach wenigen Monaten entsteht durch Einlagerung von Mineralsalzen wieder gesunder und belastbarer Knochen.

Auf- und Abbau von Knochensubstanz

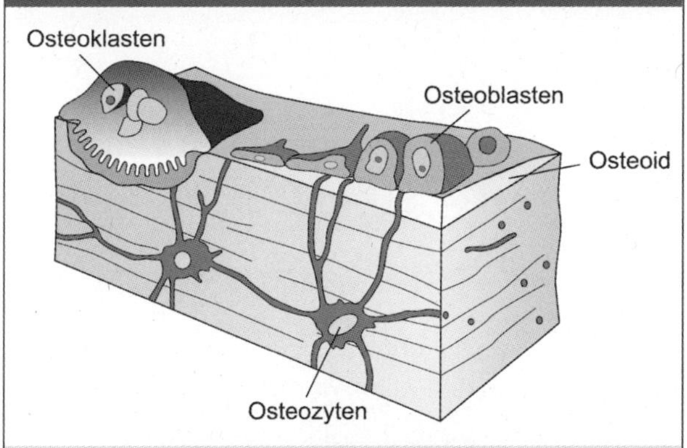

Osteoblasten:	Knochenaufbauzellen
Osteoklasten:	Knochenabbauzellen
Osteoide:	neue Knochensubstanz
Osteozyten:	Knochenzellen

Ob unsere Knochen ein Leben lang stark bleiben, ist vor allem eine Frage der Stoffwechsel-Balance. In der Jugend und im mittleren Alter überwiegen die Aufbauprozesse. Zwischen 25 und 30 Jahren erreicht der Mensch seine maximale Knochenmasse und damit die höchste Stabilität. Nach dem 30. Lebensjahr geht es dann bergab. Frauen und Männern verlieren bis zum 50. Lebensjahr zwischen 0,5 und 1% Knochenmasse pro Jahr.

Bei Frauen steigt der jährliche Verlust nach der Menopause rasch auf 2 bis 4% an. Viele Faktoren spielen dabei eine Rolle. Eine wesentliche Ursache liegt in den Veränderungen im Hormonhaushalt. Das weibliche Sexualhormon Östrogen fällt bei Frauen nach dem Wechsel stark ab. Es hemmt normalerweise die Knochenfresszellen und aktiviert zugleich die Aufbauzellen. Zusätzlich kurbelt Östrogen die Bildung von Vitamin D in der Niere an und fördert die Aufnahme von Kalzium aus dem Darm. Aufgrund des durch die Wechseljahre bedingten Mangels an Östrogen wird das lebenswichtige Kalzium aus dem Knochen mobilisiert und fehlt dort, um die Knochensubstanz zu festigen.

Das männliche Sexualhormon Testosteron hat auf die Knochen einen ähnlichen Einfluss wie Östrogen. Testosteron fällt im Alter jedoch nur langsam ab und behält deshalb lange seinen positiven Effekt auf die Knochen. Der Teufelskreis mit immer rascherem Verfall der Knochensubstanz beginnt deshalb bei Männern später.

Aufbauhelfer

Unsere Knochen gleichen einer Baustelle, auf der dieselben Gesetze wie auf einer echten Baustelle gelten: Ohne Arbeiter, Plan, Material und Hilfsmittel entsteht kein Bauwerk. Das Bauprinzip unserer Knochensubstanz kennen wir vom Stahlbeton: Gitter aus Stahl sorgen für hohe Elastizität; Beton füllt die Zwischenräume aus und stellt Belastbarkeit gegen Druck her. Das eine ist ohne das andere nichts. Ein Turm aus Stahldraht würde bei einem Sturm oder unter einer meterhohen Schneelast umknicken, der gleiche Turm aus sprödem Beton bei einem leichten Erdbeben oder einem seitlichen Aufprall berstend zusammenkrachen.

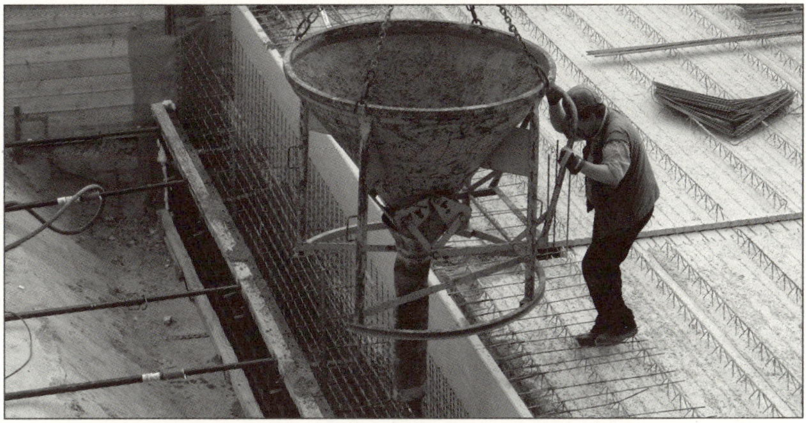

Auf unsere Knochen übertragen heißt das: Eiweißreiche Nahrung liefert das Material für die elastischen Kollagenfasern der Grundsubstanz (Knochenmatrix). Kalksalze und Phosphate werden in diese elastische Grundsubstanz eingelagert und härten die Knochen. Entscheidender Vorteil dieses „Zwei-Komponenten-Baustoffs" ist das geringe Gewicht in Relation zur Belastbarkeit. Elastische Eiweißfasern und harte Mineralstoffe produzieren leichte und belastbare Knochen. Das menschliche Skelett wiegt nur zirka 10 kg, erstaunlich wenig im Verhältnis zur hohen Belastbarkeit gesunder Knochen. Gesteuert wird der Aufbau nach einem genetischen Plan durch Hormone und Vitamine. Vitamin A, Vitamin B12, Folsäure, Vitamin C, Vitamin K und vor allem Vitamin D fördern die Aufbauprozesse.

Die bloße Existenz von Material und Helfern veranlasst den Körper aber noch nicht zur Aktion. Das Prinzip „use it or loose it" bestimmt alle biologischen Vorgänge. Unser Körper reagiert nur dann mit dem Aufbau von Substanz, wenn er von der Notwendigkeit „überzeugt" ist. Stärkere Muskeln, Bänder, Sehnen, Knorpel und Knochen entwickeln sich erst, wenn wir unseren Körper fordern und uns nicht scheuen, an unsere Grenzen zu stoßen. Der Körper versteht nur diese Sprache. Andauernde Schonung zieht raschen Abbau nach sich. Die Folge: Muskeln und Knochen schwinden. Gezielte, intensive Bewegung hingegen aktiviert die „Bautrupps", stoppt den Verlust an Kraft, Muskel- und Knochenmasse und leitet die Aufbauarbeit ein.

Der Knochen – Architektur im Wandel

Das Knochengewebe reagiert auf die unterschiedlichsten Anforderungen, denen es im Körper ausgesetzt ist. Die äußere Knochenschicht (Knochenrinde) ist dicht, hart und wird nur langsam umgebaut. Sie trägt ganz erheblich zur Festigkeit der Knochen bei. Das Innere des Knochens ist zum Teil von blutbildendem Knochenmark ausgefüllt. Dort, wo besonders hohe Belastungen einwirken, bildet sich ein dichtes Netz aus Knochenbälkchen (Schwammknochen), das bei sehr geringem Gewicht eine hohe Festigkeit garantiert. Bälkchenknochen, wegen seines Aussehens auch Schwammknochen genannt, finden wir vor allem in den Wirbelkörpern, in den Rippen, im Becken, im Oberschenkelhals und im Fersenbein. Die Bälkchen sind nicht kreuz und quer angeordnet, sondern richten sich entlang der Belastungslinien aus. Ändert sich die gewohnte körperliche Belastung aufgrund veränderter beruflicher oder sportlicher Belastungen, krankheitsbedingter Schonung oder einer ungewöhnlichen statischen Belastung durch den Wechsel von flachen zu hohen Absätzen richten sich die Bälkchen innerhalb weniger Wochen neu aus und optimieren so die individuelle Belastbarkeit.

Architekten und Statiker können von einer so dynamischen Anpassung von Strukturen an die jeweiligen Belastungsverhältnisse nur träumen. Sie müssen beim Bau einer Brücke im Voraus alle denkbaren Belastungen (Wind, Wetter oder auch Erdbeben) statisch einrechnen. Dabei soll die Brücke scheinbar leicht und elegant eine Schlucht im Gebirge überspannen. Änderungen sind nicht vorgesehen, wenn ein Bauwerk fertig ist. Gesunde Knochen schaffen die Anpassung an veränderte physikalische Bedingungen von der Kindheit bis ins hohe Alter. Wir sollten dieses Wunder der Natur nutzen, statt unseren Körper durch den Mangel an Bewegung und Belastung zu schwächen.

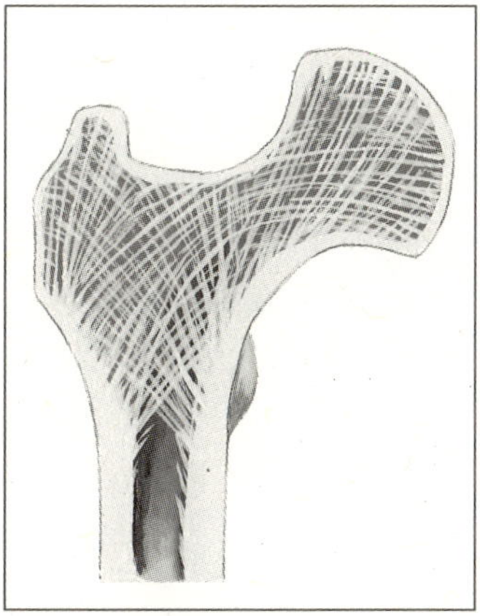

Schnitt durch Schenkelhals eines gesunden Menschen

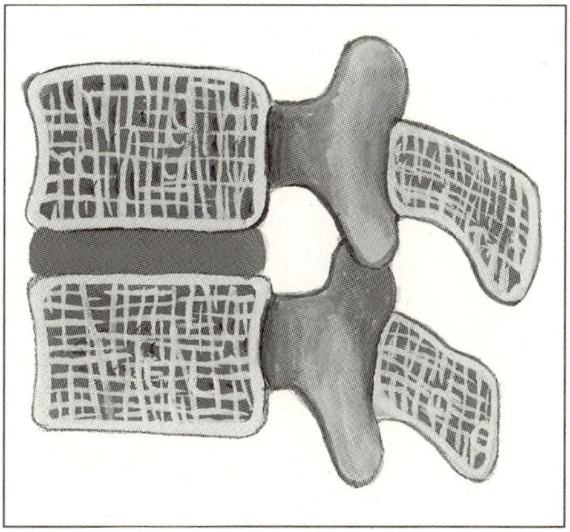

Schnitt durch Wirbelkörper eines gesunden Menschen

Starke Knochen durch Krafttraining

Starke Muskeln – starke Knochen. Dieser Zusammenhang ist in der Sportmedizin schon lange bekannt. Menschen mit kräftigen Muskeln leiden fast nie an Osteoporose. Bei Bodybuildern und Gewichthebern ist Osteoporose unbekannt, sofern das Training bis ins höhere Alter fortgesetzt wird. Zierliche Menschen mit schwachen Muskeln gehen ein viel größeres Risiko ein. Woran liegt das? Wie können wir diese Erkenntnis für unsere Knochen nutzen? Warum bewirkt eine bestimmte Art der Bewegung offenbar nichts und eine andere zeigt überraschend gute Wirkung?

Eine wichtige Rolle spielen die „Schwellenwerte" für effektive körperliche Belastungen. Sie beschreiben ein Grundprinzip, wie biologische Organismen auf einwirkende Reize reagieren. Es macht keinen Sinn, ständig neue Substanz aufzubauen, wenn die Anforderungen, zum Beispiel hinsichtlich Kraft und körperlicher Belastbarkeit, mühelos erfüllt werden. Die neu geschaffene Substanz muss schließlich ernährt und erhalten werden. Erst wenn Überforderung droht, lohnt sich der Aufbau von neuer Muskel- und Knochenmasse. Das zeigt sich im Muskel durch eine starke Ermüdung (Muskelzittern) und im Knochen durch intensive Zug- und Biegebelastungen. Zugbelastungen kräftigen unsere Knochen überall dort, wo Muskeln über ihre Sehnen am Knochen ansetzen. Dieser Effekt erklärt aber noch nicht die Festigung des Knochens über seine ganze Länge. Wichtiger als der lokale Zug an den Ansatzstellen ist die Biegebelastung. Durch kräftigen Zug am Ursprung und am Ansatz der Sehnen werden die „eingespannten" Knochen leicht verbogen. Mit bloßem Auge ist das nicht sichtbar, die Verbiegung kann jedoch mit empfindlichen Messinstrumenten nachgewiesen werden.

Für den Aufbau von Knochensubstanz setzen wir den Schwellenwert für die Kräftigung unserer Knochen mit dem, der für den Muskelaufbau gilt, gleich: wenigstens einmal täglich müssen wir jeden Muskel mit mindestens 30% seiner Maximalkraft beanspruchen, um einen Aufbaureiz zu setzen. Mit Alltagsbewegungen und Sport gelingt das nicht. Durch Krafttraining überschreiten wir die Schwelle zur Wirksamkeit mühelos und erzielen mit zwei bis drei Trainingseinheiten pro Woche einen viel größeren Effekt auf Muskeln und Knochen als mit täglichem Sport.

Die folgende Abbildung zeigt die starke Wirkung von zigtausendfach wiederholten Muskelkontraktionen des Spielarms eines Tennisspielers auf seine Unterarmknochen. Nicht nur die Knochendichte nimmt zu, die Knochen wachsen sogar unter dem Einfluss der Muskelspannung und werden dadurch belastbarer. Dieser Zusammenhang ist in der Sportmedizin seit Jahrzehnten bekannt. Wir sollten ihn auch bei der Behandlung von Osteoporose nutzen.

Die Biegebelastung wirkt auf alle Knochenbälkchen und die gesamte Knochenrinde und hat den gleichmäßigen Aufbau von Substanz und Festigkeit zur Folge. Dieser Mechanismus erklärt zugleich die überragende Wirkung von Krafttraining: Mit keiner anderen Form von Bewegung können wir unsere Knochen hohen Biegebelastungen aussetzen, ohne sie zu schädigen.

Kräftige Muskeln aktivieren unsere Knochen durch stärkeren Zug an den Ansatzregionen und die höhere Biegebelastung viel stärker als schwache

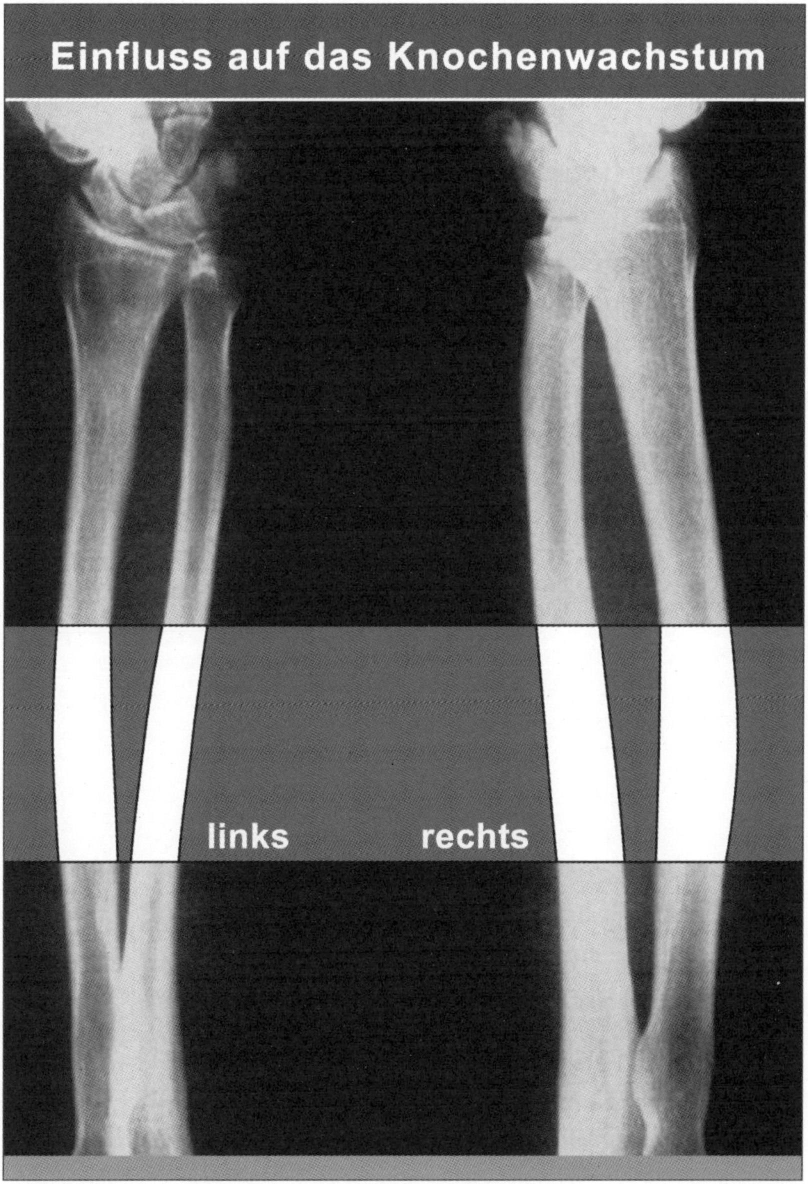

Die rechten Unterarmknochen eines Tennisprofis sind dicker und sogar etwas länger als auf der Gegenseite.

Muskeln, und das nicht nur im Training sondern auch bei alltäglichen körperlichen Aktivitäten und im Sport. Wir können Muskeln und Knochen als funktionelle Einheit betrachten, wobei die Muskeln im Hinblick auf die Gesundheit eindeutig das Kommando führen. Wenn wir unser Knochenwachstum stimulieren wollen, müssen wir deshalb bei der Stärkung unserer Muskeln anfangen.

Sollen alle bei Osteoporose gefährdeten Knochen gestärkt werden, gibt es zu Krafttraining keine Alternative. Mit keiner anderen Form von Bewegung können Sie so gezielt die gefährdeten Knochen isolieren, also herausgreifen, und ebenso schonend wie wirksam der nötigen Belastung aussetzen. Krafttraining hat viele Wirkungsschwerpunkte. Prävention und Behandlung von Osteoporose gehören zu den stärksten Anwendungsbereichen von vorbeugendem und therapeutischem Krafttraining. Wie das genau funktioniert, erfahren Sie im 2. und 3. Teil dieses Buchs. Für ein tieferes Verständnis der Zusammenhänge wollen wir zunächst noch einige Fakten zu Osteoporose näher beleuchten. Dazu möchte ich Ihnen eine wissenschaftliche Studie vorstellen, die mich persönlich zutiefst beeindruckt hat. Sie zeigt, dass gezieltes Training selbst unter schwierigsten Bedingungen hervorragend gegen Osteoporose wirkt.

Krafttraining hilft auch Schwerstkranken

Der amerikanische Herzspezialist und Sportmediziner Randy Braith[4] suchte sich 1996 eine besonders große Herausforderung für die Trainingstherapie: Er mutete schwerkranken Patienten zwei Monate nach einer Herztransplantation ein intensives Krafttraining zu, in dessen Mittelpunkt die Stärkung der tiefen Rückenmuskeln stand. Trainiert wurden aber auch alle großen Muskelgruppen des Ober- und Unterkörpers. Um sich die Bedeutung dieser Untersuchung bewusst zu machen, braucht es einige

4) Braith, R. et al., Resistance exercise training restores bone mineral density in heart transplant recipients. In: Journal of American College of Cardiology 28:1471-1477, 1996

Informationen zum Gesundheitszustand von Patienten, die für eine Herztransplantation vorgesehen sind. Schon vor Operation leiden diese Menschen als Folge langjähriger Herzschwäche mit zwangsläufiger körperlicher Schonung an einer ausgeprägten Muskelschwäche. Wochenlange Bettlägerigkeit vor und nach der Operation verstärkt den Abbau von Kraft, Muskel- und Knochenmasse dramatisch. Dazu kommt die langfristige Gabe von Kortison, in hoher Dosierung ein schlimmer Knochenräuber. Diese negativen Veränderungen sind so ausgeprägt, dass die Patienten nur mit einem effektiven Training zu einer normalen körperlichen Leistungsfähigkeit zurückfinden.

Braith untersuchte bei 16 Kandidaten für eine Herztransplantation die Knochendichte vor der Operation, zwei Monate danach und schließlich drei und sechs Monate nach Beginn des Krafttrainingsprogramms. Er unterteilte die Patienten in zwei Gruppen: Eine Trainingsgruppe und eine Kontrollgruppe, die nicht trainierte, aber die postoperativ übliche Physiotherapie erhielt. Zwei Monate nach Operation, also noch vor Beginn des Krafttrainings, hatten die Patienten beider Gruppen zwischen 12 und 15% an Knochenmasse verloren. Das Knochenbruchrisiko hatte sich dadurch mehr als verdoppelt. Bereits drei Monate nach Beginn des Krafttrainings zeigte die Trainingsgruppe einen deutlichen Zuwachs an Knochenmasse. Nach sechs Monaten hatten die Trainierenden annähernd dasselbe Niveau wie vor der Operation erreicht. In der Kontrollgruppe fiel hingegen die Knochenmasse trotz intensiver Physiotherapie weiter, bis ab dem fünften Monat ein konstant niedriges Niveau erreicht war.

Trotz der widrigen Umstände gelang es den Patienten mit Krafttraining nicht nur, die Gesundheit der Knochen zurückzuholen. Zwei Jahre nach der Untersuchung belegt Randy Braith[5], dass auch die vom Kortison verursachten Muskelschäden (Kortison-Myopathie) auf diese Weise verhindert oder rückgängig gemacht wurden. Diese eindrucksvolle Studie lässt nur erahnen, wozu Krafttraining erst unter günstigeren Ausgangsbedingungen im Stande ist.

5) Braith R.et al., Resistance training prevents glucocorticoid-induced myopathy in heart transplant recipients. In: Medicine and Science in Sports and Exercise 30 (4): 483-489, 1998

Der Vergleich der drei Abbildungen zeigt ganz deutlich den engen Zusammenhang von Muskel- und Knochenmasse und belegt die Notwendigkeit intensiver Trainingstherapie auch bei schwerkranken Patienten.

Die erste Abbildung zeigt den Verlauf der Knochendichte an der Lendenwirbelsäule in den ersten sechs Monaten nach einer Herztransplantation. Zwei Monate wurden die Patienten in beiden Gruppen physiotherapeutisch behandelt. Die Knochendichte fiel jeweils um etwa 6% ab.

Dann wurden zwei Gruppen gebildet: Die Trainingsgruppe bekam ein Krafttrainingsprogramm mit Übungen für den ganzen Körper. Für die Lendenwirbelsäule kam die MedX-LE- Therapiemaschine zum Einsatz. In der Kontrollgruppe wurde die Physiotherapie fortgesetzt. Sechs Monate nach der Operation zeigten sich folgende Ergebnisse: In der Kontrollgruppe (graue Linie) blieb die Knochendichte auf konstant schlechtem Niveau. In der Trainingsgruppe (schwarze Linie) hatte die Knochendichte fast wieder das Ausgangsniveau erreicht.

Effektivität von Krafttraining bei Schwerstkranken in Bezug auf die Knochendichte

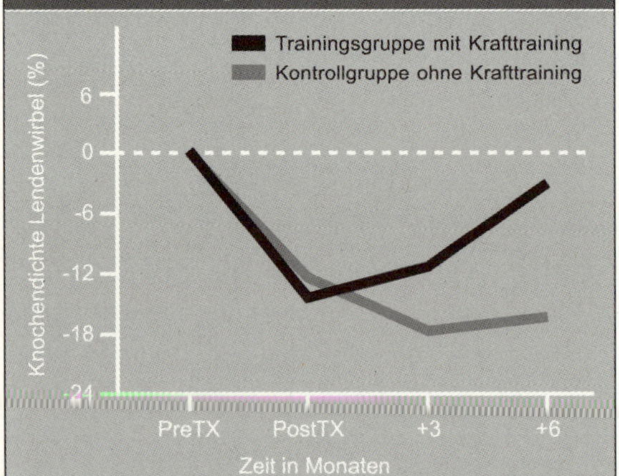

PreTX: Messzeitpunkt unmittelbar vor einer Herztransplantation
PostTX: Messzeitpunkt 2 Monate nach einer Herztransplantation

Quelle: Braith, R. u. Magyari, P.: Resistance Training for Organ Transplant Recipients. In: Graves, J. u. Franklin, B.: Resistance Training for Health and Rehabilitation. Michigan 2001.

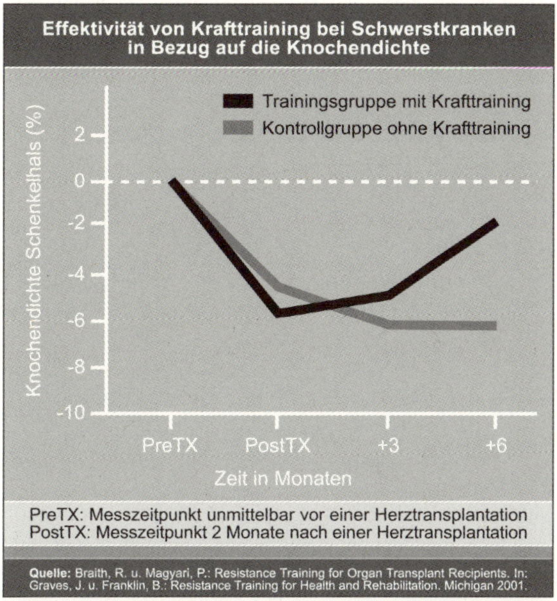

Am Oberschenkelhals war der Erfolg in der Trainingsgruppe ebenso eindrucksvoll.

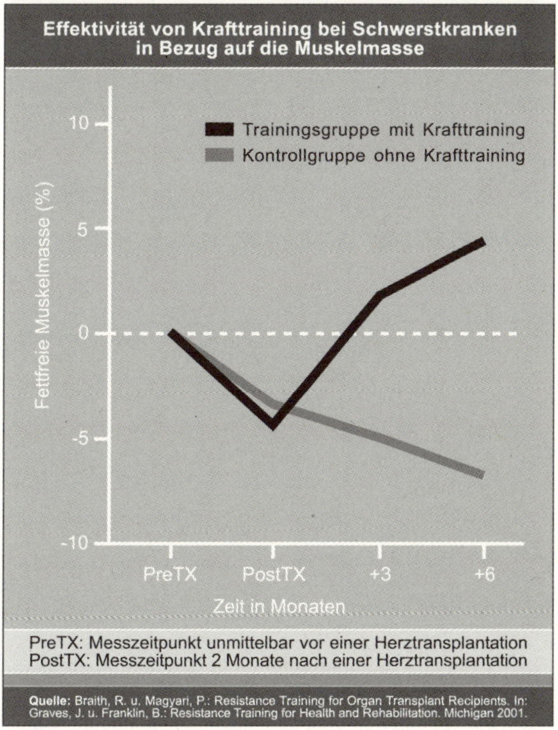

Hier zeigt die schwarze Linie die Entwicklung der Muskelmasse in den beiden Gruppen. In der Kontrollgruppe verloren die nach schwerer Krankheit und einer Herzoperation ohnehin schwachen Patienten weitere zirka 7% ihrer Muskelmasse. Die Patienten der Therapiegruppe hatten nach drei Monaten ihren Ausgangswert erreicht und nach weiteren drei Monaten etwa 5% Muskelmasse dazu gewonnen.

2. Was ist Osteoporose?

Die unsichtbare Volkskrankheit

Osteoporose ist eine systemische Skeletterkrankung, die durch eine niedrige Knochenmasse und eine Verschlechterung der Mikroarchitektur des Knochengewebes charakterisiert ist, mit der Folge einer vermehrten Knochenbrüchigkeit.[6]

Osteoporose ist eine leise, eine schleichende Krankheit. Wie bei anderen Stoffwechselerkrankungen spielen sich die krankhaften Vorgänge im Verborgenen ab. Ganz unbemerkt und ohne Schmerzen verfällt die Knochensubstanz über Jahre, und die Knochenfestigkeit geht verloren. Das passiert immer dann, wenn der Abbau von Knochenmasse den Aufbau überwiegt. Erbanlagen und viele äußere Faktoren nehmen auf das labile Gleichgewicht im Knochenstoffwechsel Einfluss.

Schmerzhaft wird die Krankheit erst, wenn ein Knochen bricht oder der zunehmende Rundrücken (Witwenbuckel) die Rücken- und Schultergürtelmuskeln und schließlich den ganzen Stütz- und Bewegungsapparat überfordert. Bei Bluthochdruck, Fettstoffwechselstörungen mit Verkalkung der Hirn- und Herzgefäße sowie Zuckerkrankheit besteht ein ähnliches Risiko folgenschwerer Spätdiagnosen. Nur bekommen diese Krankheiten sowohl in der Bevölkerung als auch in der Ärzteschaft viel mehr Aufmerksamkeit und werden deshalb meist früher erkannt und damit erfolgreicher behandelt.

6) NIH Consensus Development Panel on Osteoporosis 2000. Im März 2000 einigte sich eine amerikanische Expertengruppe, die von den National Institutes of Health (NIH) einberufen wurde, auf diese Definition der Osteoporose. Hauptaufgabe der Konferenz war die Einigung über den aktuellen Stand von Diagnostik, Prävention und Therapie der Osteoporose.

Primäre Osteoporosen

Die häufigsten Formen von Osteoporose entstehen durch erbliche Veranlagung, gefördert oder gehemmt durch äußere Umstände. Sie werden als primäre Osteoporosen bezeichnet. Wir unterscheiden zwischen der postmenopausalen Osteoporose, die bei Frauen mit Beginn des Klimakteriums auftritt, und der senilen Osteoporose, die bei Frauen und Männern gleichermaßen ab dem 70. bis 75. Lebensjahr zu beobachten ist. Osteoporose ist also keine „Altweiberkrankheit“, sie betrifft Männer und Frauen. Die Männer hinken den Frauen wegen der unterschiedlichen hormonellen Einflüsse nur etwa zehn Jahre hinterher.

Die **postmenopausale Osteoporose** nimmt schon Jahre vor dem Wechsel unbemerkt ihren Anfang und schreitet danach mehr oder minder rasch voran. Etwa 30% aller Frauen erkranken nach der Menopause an Osteoporose und leiden unter dadurch verursachten Knochenbrüchen. Der Knochenschwund beginnt immer zuerst in den Knochen, die einen hohen Anteil an Bälkchenknochen haben, also in der Wirbelsäule, im Beckenknochen und im Oberschenkelhals. Bis zum 70. Lebensjahr verliert eine Frau so im Durchschnitt 40% ihrer Knochenmasse.

Die **senile Osteoporose** betrifft Männer und Frauen höheren Alters. Bei Frauen geht die postmenopausale stufenlos in die senile Osteoporose über. Männer zwischen dem 40. und 70. Lebensjahr verlieren durchschnittlich nur 12% Knochenmasse. Deshalb leiden sie seltener und später an den Folgen des Knochenschwunds. In einer Hinsicht trifft es die Männer aber besonders: Da Osteoporose als Frauenkrankheit gilt, wird sie bei Männern noch seltener festgestellt, als das bei Frauen schon der Fall ist.

Die **Testosteronmangel-Osteoporose** des Mannes lässt sich bezüglich ihrer Ursachen mit der postmenopausalen Osteoporose der Frauen vergleichen. In 30% der Fälle wird Osteoporose beim Mann zwischen dem 60. und 75. Lebensjahr durch einen Mangel an Testosteron verursacht. Im Gegensatz zum raschen Abfall des Östrogens in der Menopause der Frau sinken die

Hormonwerte beim Mann im Alter nur sehr langsam. Das ist der Hauptgrund dafür, dass Männer seltener und etwa zehn Jahre später Osteoporose bekommen. Testosteronmangel hat viele Ursachen, die nur durch eine fachärztliche Untersuchung zu klären ist. Selbst bei Männern mit normaler Sexualfunktion und normal großen Hoden können die Hormonwerte für den Erhalt gesunder Knochen zu niedrig sein. Auch diese Form der Osteoporose geht schleichend in die senile Osteoporose über. Zusätzliche Risiken haben Männer durch den im Vergleich zu Frauen höheren Konsum von Alkohol und Zigaretten.

Sekundäre Osteoporosen

Bei den sogenannten sekundären Osteoporosen spielt die Veranlagung eine kleinere Rolle. Es handelt sich dabei um Formen von Knochenschwund, die durch andere Krankheiten oder durch Medikamente ausgelöst werden. Den Zusammenhang im Einzelfall zu klären ist anspruchsvolle ärztliche Aufgabe. Eine gründliche Abklärung ist deshalb bei Verdacht auf sekundäre Osteoporose dringend nötig. Lässt sich die ursächliche Krankheit erfolgreich behandeln, oder wird das verantwortliche Medikament abgesetzt, regeneriert sich die Knochenmasse. Bei Männern treten häufiger sekundäre Osteoporosen auf als bei Frauen, und sie werden oft übersehen. Diese „Männer-Krankheit" ist allerdings kein Erbe, sondern dem riskanteren Lebensstil geschuldet. Übermäßiger Nikotin- oder/und Alkoholgenuss können sekundäre Osteoporosen verursachen. Rauchen beispielsweise verdoppelt das Osteoporose-Risiko. Die Gründe dafür sind noch nicht genau erforscht. Man vermutet, dass die schädliche Wirkung der zahlreichen Gifte im Zigarettenrauch einen negativen Einfluss auf den Hormonspiegel nimmt. Alkoholmissbrauch schädigt den Knochen durch Fehlernährung (mangelhafte Kalzium- und Vitaminzufuhr) und durch die negativen Auswirkungen der Leberbelastung (Hormon- und Vitamin-D-Stoffwechsel).

Eine sekundäre Osteoporose kann beispielsweise ausgelöst werden: durch eine unbehandelte Schilddrüsenüberfunktion, Diabetes mellitus

(Zuckerkrankheit), chronische Lebererkrankungen und eine stark eingeschränkte Nierenfunktion. Diese Erkrankungen wirken sich negativ auf die Knochengesundheit aus, weil sie den Vitamin D- und Kalziumhaushalt stören. Vitamin D wird in der Haut, in der Leber und in den Nieren chemisch verändert und erst dadurch zum wirksamen Knochenvitamin. Bleibt diese Aktivierung aus, ist die „Knochenchemie" gestört.

Osteoporose kann auch durch die Einnahme von Medikamenten entstehen, vor allem durch die hochdosierte und langfristige Gabe von Kortison, das aufgrund seiner Wirksamkeit aus der Behandlung vieler Krankheiten (so etwa chronische Polyarthritis und andere entzündlich rheumatische Erkrankungen, starkes Asthma, entzündliche Darmerkrankungen, Erkrankungen des Immunsystems, schweren Allergien) nicht wegzudenken ist. Es wirkt sehr stark bei Allergien und Entzündungsprozessen im Körper und greift in viele Stoffwechselvorgänge ein – leider auch in den Knochenstoffwechsel. In der Kurzzeitbehandlung (einige Tage bis wenige Wochen) ist Kortison selbst bei hoher Dosierung sehr gut verträglich; in der Langzeitbehandlung treten jedoch die Schattenseiten zu Tage. Deshalb braucht es in solchen Fällen eine gut begründete Indikation und die Suche nach der kleinstmöglichen wirksamen Dosis.

Die durch Kortison bedingte Osteoporose ist die häufigste medikamentös verursachte Form von Knochenschwund und kann innerhalb weniger Monate bedrohliche Ausmaße erreichen. Deshalb ist die Kontrolle der Knochendichte im Verlauf einer Langzeittherapie unbedingt nötig, zu Beginn und dann regelmäßig alle 6 bis 12 Monate. Sowohl mit modernen Osteoporose-Medikamenten als auch durch intensives Krafttraining kann der Knochenabbau trotz weiterer Einnahme von Kortison gestoppt werden. Sogar in diesem Fall, wie in fast allen anderen auch, ist der Verlust von Knochensubstanz nicht Schicksal, sondern Folge fehlender oder unzureichender Behandlung.

Dieses Buch beschäftigt sich nicht mit diesen Sonderformen, die unbedingt eine individuelle ärztliche Abklärung und Betreuung erfordern. Uns soll es vor allem um die Volkskrankheit Osteoporose gehen, die durch einfache

Maßnahmen zu erkennen und zu heilen ist. Weitere Medikamente, die zu Osteoporose führen können und eine Übersicht über die häufigsten sekundären Osteoporosen finden Sie im Anhang des Buches.

Wirbelbrüche und Rundrücken

Die Dunkelziffer bei Wirbelkörperfrakturen ist groß. Bis zu 30 % dieser Brüche werden aus unterschiedlichen Gründen nicht erkannt. Manche Patienten gehen aufgrund der Rückenschmerzen bei einem frischen Wirbelbruch erst gar nicht zum Arzt, bei anderen werden die Beschwerden vom Arzt nicht gründlich genug untersucht, manchmal sind die Rückenschmerzen nicht besonders stark und klingen innerhalb weniger Wochen ohne Behandlung ab. Durch dieses Versäumnis entsteht eine folgenschwere diagnostische Lücke, weil vorhandene Wirbelkörperbrüche das Risiko für weitere Frakturen um das Zwei- bis Zwölffache erhöhen. Die Brustwirbel und die oberen Lendenwirbel sinken besonders oft ein oder brechen ganz zusammen. Eine frühzeitige Diagnose gelingt nur, wenn neu aufgetretene Rückenschmerzen sofort gründlich abgeklärt werden. Länger zurückliegende Wirbelbrüche haben einen zunehmenden Rundrücken (Kyphose) zur Folge, die Kranken werden mit der Zeit um mehr als 3 cm, oft sogar über 5 cm kleiner. Meist finden es die Betroffenen, ihre Angehörigen und auch die Ärzte ganz „normal", dass der Mensch im Alter klein und buckelig wird. Normal sind aber auch im Alter eine mehr oder weniger aufrechte Haltung und eine Körpergröße, die nur 2 bis 3 cm unter der Bestmarke liegt.

Osteoporose ist keine „erfundene" Krankheit

Osteoporose ist mit Sicherheit keine „erfundene" Krankheit, obwohl selbst ein kritischer Journalist wie Jörg Blech[7] einen derartigen Vorwurf erhob. Unter der Überschrift „Angstmacherei der Knochenlobby" schreibt er unter anderem: „Wenn jemand seinen 70. Geburtstag feiert, dann hat der ungefähr ein Drittel seiner Knochensubstanz eingebüßt – wie übrigens auch ein Drittel seiner Muskelmasse. Dieser Knochenschwund ist also eine natürliche, wenn auch unangenehme Begleiterscheinung des Alterns." Schwer zu fassen, dass dieser sonst messerscharf argumentierende Journalist die wahre Ursache des Verlusts an Knochensubstanz und Knochenfestigkeit nicht recherchiert hat. Er nimmt die belastungsarmen Lebensumstände unserer Zeit ebenso für gegeben wie das viel höhere Durchschnittsalter, das der Mensch heute erreicht. Sollen wir tatenlos zusehen, dass Menschen aufgrund ihrer hohen Lebenserwartung an Krankheiten leiden, die sie früher einfach nicht erlebt hätten? Es geht noch weiter: „Nach Angaben des statistischen Bundesamtes wurde die Diagnose Oberschenkelhalsbruch im Jahre 1995 in Deutschland in insgesamt 74.803 Fällen bei Menschen über 74 Jahren gestellt. Das entspricht in dieser Altersgruppe einem relativen Anteil von 1,2 %. Diese Zahl, die in anderen Industriestaaten vergleichbar sein dürfte, reicht nicht für das Etikett Volkskrankheit – deshalb wurde die Osteoporose auf Betreiben von Pharmafirmen völlig neu erfunden." Ich weiß nicht, wie Jörg Blech heute über Osteoporose denkt. Vielleicht würde es ihn nachdenklich stimmen, wenn er wüsste, dass im Jahr 2009 mehr als 130.000 Menschen im höheren Alter einen Oberschenkelhalsbruch erlitten haben.

Fakt bleibt: Osteoporose ist eine Volkskrankheit, die in allen zivilisierten Gesellschaften rasant zunimmt und die Betroffenen nicht nur in ihrem Wohlbefinden bedroht. Die Folgen sind Behinderung, Pflegebedürftigkeit, Invalidität und eine geringere Lebenserwartung, sofern diese Krankheit nicht rechtzeitig erkannt und richtig behandelt wird.

7) Jörg Blech, Die Krankheitserfinder, Fischer Verlag 2004, Seite 89 – 95

3. Welche Ursachen hat Osteoporose?

Ursachen, auf die wir keinen Einfluss haben

Die familiäre Belastung spielt eine große Rolle: Frauen sind häufiger und in jüngerem Alter von Osteoporose betroffen. Die postmenopausale sowie die senile Osteoporose werden zu 50% von den **Erbanlagen** bestimmt. Das ist aber keine Erblast, die man einfach hinnehmen muss. Die Betroffenen sollten nur frühzeitig die Weichen richtig stellen. Fast jede Form von Osteoporose ist heute vermeidbar und in der Regel sogar heilbar. Rechtzeitig erkannt bedeutet eine frühe Diagnose der Krankheit den ersten, vielleicht entscheidenden Schritt in Richtung Heilung. Nutzen Sie Ihr Wissen um diese Veranlagung, werden Sie aktiv und bewahren Sie Ihre Knochengesundheit. Dieser Appell gilt vor allem für junge Mädchen aus krankheitsbedingt vorbelasteten Familien, die Prophylaxe sollte dann bereits in der Jugend beginnen.

Frauen haben nicht nur nach der Menopause sondern über ihre ganze Lebenszeit deutlich schwächere Knochen, das liegt unter anderem an der im Vergleich zum Testosteron geringeren Wirkung von Östrogen auf die Knochenentwicklung. Sie profitieren außerdem unterschiedlich lange vom positiven Einfluss des Östrogens. Die sogenannte hormonell aktive Lebensspanne sollte zum Schutz der Knochen mindestens 30 Jahre dauern. Eine späte erste Monatsblutung (Menarche) nach dem 15. Lebensjahr und eine frühe Menopause vor dem 45. Lebensjahr markieren ein deutlich erhöhtes Risiko für Osteoporose. Eine künstlich herbeigeführte Menopause durch operative Entfernung der Eierstöcke führt zum gleichen Ergebnis. Ebenso wirken sich rigide und dauerhafte Diäten, Extremsport oder auch Magersucht aus. Gemeinsam bedingen all diese sehr unterschiedlichen Belastungen bei vielen jungen Frauen einen vorzeitigen massiven Rückgang der Östrogenbildung und damit den teilweisen Verlust der vielfältigen gesundheitsfördernden Wirkungen des Hormons.

Ursachen, die wir beeinflussen können

Bewegungsmangel ist bei beiden Geschlechtern die häufigste Ursache für Osteoporose. Die Gründe dafür liegen in unseren Lebensgewohnheiten: Wir eliminieren beinahe jede muskuläre Anstrengung und ersetzen körperliche Aktivität durch Automaten. Unser „Lieblingsautomat" ist das Auto, aber auch Rolltreppen und Aufzüge nutzen wir, wo wir stehen und gehen. Selbst das Fahrrad unterliegt diesem Trend, denn die Mühe der Fortbewegung kann durch einen Elektromotor erleichtert werden. Bis in die letzten Winkel des Alltags hinein zieht sich die Automatisierung von Alltagsaktivitäten: Das beginnt bei der elektrischen Zahnbürste, geht weiter mit der elektrischen Kaffeemühle oder dem Kaffeeautomaten, setzt sich mit elektrischen Fensterhebern, dem Bremskraftverstärker und der Servolenkung im Auto fort und hört auch am Arbeitsplatz nicht auf. Es ist Teil unseres Fortschrittsbemühens, dass wir versuchen, uns das Leben so leicht wie möglich zu machen, und wir sind alle froh, dass wir keine Kohlen mehr schleppen müssen, um morgens einheizen zu können. Nur sollten wir auch die Kehrseite dieser Medaille kennen und berücksichtigen. Körperliche Schonung bedeutet einen Mangel an Aufbaureizen für die Körpersubstanz, schränkt die Leistungskraft von Herz und Kreislauf ein, wirkt sich negativ auf den Stoffwechsel sowie die Psyche aus und verlangt deshalb dringend nach Ausgleich. Wir können biologische Grundgesetze nicht außer Kraft setzen. Und wenn wir es versuchen, riskieren wir unsere Gesundheit.

Risikofaktoren für die Entstehung einer Osteoporose

Nicht beeinflussbare Risikofaktoren	Beeinflussbare Risikofaktoren
◦ Knochenbruch ohne starke Gewalteinwirkung ◦ Wirbel- oder Schenkelhalsbruch der Eltern ◦ hohes Alter ◦ weibliches Geschlecht ◦ späte erste Monatsblutung und frühe Menopause ◦ Diabetes mellitus Typ 1 und 2	◦ körperliche Inaktivität ◦ Zigaretten rauchen ◦ übermäßiger Alkoholkonsum ◦ Mangel an Östrogen oder Testosteron ◦ Vitamin D Mangel ◦ ungenügende Kalziumzufuhr ◦ Untergewicht ◦ Sehstörungen ◦ Sturzneigung ◦ langdauernde Kortisontherapie

Da der Grundstein für starke Knochen in Kindheit und Jugend gelegt wird, lohnt es sich, eine Studie genauer anzuschauen, die der Deutsche Sportbund in Zusammenarbeit mit den Allgemeinen Ortskrankenkassen (AOK) und dem Wissenschaftlichen Institut der Ärzte Deutschlands (WIAD) im Jahr 2003 durchführte: Innerhalb eines Zeitraums von weniger als zehn Jahren wurde bei 20.000 Kindern ein durchschnittlicher Rückgang von Ausdauer, Kraft und Koordination um mehr als 20 % festgestellt. Die Knochenfestigkeit hat man in dieser Untersuchung nicht überprüft. Wir wissen aber, dass Knochenmasse und Knochenfestigkeit schwinden, wenn die Kraft nachlässt. In keiner Altersgruppe lohnt es sich deshalb mehr, die alltäglichen körperlichen und sportlichen Aktivitäten zu fördern. Wenn wir es nicht schaffen, den Lebensstil von Kindern und Jugendlichen in Bezug auf die Knochengesundheit zu verbessern, werden wir in der Zukunft die Diagnose Osteoporose bei immer jüngeren Menschen stellen. Knochenbrüche gehören dann immer früher zu den Folgen banaler Unfälle.

Die **Ernährung** ist das zweite Standbein für gesunde Knochen. Der tägliche Kalziumbedarf eines Erwachsenen liegt bei 1.000 bis 1.500 mg pro Tag. In einem Glas Milch (200 ml) sind 220 bis 240 mg enthalten, in Hartkäse 600 bis 1000 mg pro 100 g. Je härter der Käse, umso höher der Kalziumgehalt, ideal ist zum Beispiel alter Parmesan. Weitere gute Kalziumlieferanten sind Gemüse, Nüsse und Vollkornprodukte. Unser Körper versucht den Kalziumgehalt im Blut immer konstant zu halten, um den Zellstoffwechsel nicht zu stören. Eine deutliche Abweichung des Kalziumspiegels im Blut nach oben oder unten ist lebensgefährlich. Deshalb opfert unser Organismus lieber die Knochenstabilität, als das Kalziumgleichgewicht im Blut aufs Spiel zu setzen. Reguliert wird dieses empfindliche Gleichgewicht über das in den Nebenschilddrüsen gebildete Parathormon. Es setzt Kalzium aus den Knochen frei und reduziert einen Verlust über die Nieren. Zugleich reguliert es den Phosphathaushalt, denn neben Kalzium brauchen wir auch Phosphat für die Knochenfestigung. Dabei kommt es auf das richtige Verhältnis in der Zufuhr von Kalzium und Phosphat an. Phosphat wird zusammen mit Kalziumkristallen in die elastische Grundsubstanz des Knochens eingebaut, um den Knochen zu härten. Ein Phosphatüberschuss bewirkt das Gegenteil, weil es dem Organismus den wichtigsten Baustoff raubt: Überschüssiges Phosphat bindet Kalzium in einer unlöslichen Verbindung und wird über die Nieren ausgeschieden, so dass es dem Organismus nicht mehr zur Verfügung steht. Fleisch, Wurstwaren, Fertigprodukte und vor allem der reichliche Genuss von Cola bewirken einen Phosphatüberschuss. Natürlich braucht der Körper zur gesunden Knochenbildung neben Kalzium und Phosphat noch Mineralstoffe, Spurenelemente und Vitamine.

Untergewicht ist ebenfalls ein starker Risikofaktor für Osteoporose. Bei einem Body Mass Index (BMI) unter 20 verdoppelt sich das Knochenbruchrisiko aufgrund eines Östrogenmangels, der sich durch fehlende Fettzellen erklärt. Fettzellen sind nicht nur überflüssiger Ballast. Sie haben auch wesentliche Aufgaben im Körper, zu denen die Herstellung von Östrogen gehört. Wer also zu dünn ist oder zu viel Gewicht verliert, läuft wegen der zu geringen Hormonproduktion Gefahr, an Osteoporose zu erkranken. Das gilt für Männer wie für Frauen. Darüber hinaus verfügen untergewichtige Menschen in der Regel über eine schwache Muskulatur. Dementsprechend gering fallen die über den Muskelzug bewirkten Aufbaureize auf die Knochen aus.

Starkes Rauchen (eine Schachtel pro Tag und mehr) verdoppelt das Knochenbruchrisiko. Nikotin vermindert die Östrogen-Synthese und beschleunigt den Abbau. Die zahlreichen Gifte im Zigarettenrauch spielen eine derzeit noch nicht genau erforschte Rolle.

Kaffeetrinker müssen sich wegen ihrer Knochen keine Sorgen machen. Zwei bis drei Tassen pro Tag gelten als unproblematisch, und selbst größere Mengen Kaffee lassen sich durch eine erhöhte Kalziumzufuhr ausgleichen. Schwarzer Tee, obwohl auch ein koffeinhaltiges Getränk, stellt ebenfalls keine Gefahr dar.

Testosteronmangel ist die häufigste Ursache für Osteoporose bei Männern (etwa 30%). Geringes oder nachlassendes sexuelles Verlangen können erste Zeichen eines Testosteronmangels sein und müssen unbedingt abgeklärt werden. Verkleinerte Hoden geben ebenfalls einen Hinweis. Sicherheit bringt nur eine Testosteronbestimmung im Blut. Das größte Hindernis für die frühzeitige Abklärung ist falsche Scham, die nicht nur die Beziehung zum Partner gefährdet sondern auch die Knochengesundheit. Testosteronmangel kann nach sorgfältiger Abklärung durch den Urologen mit Hormonpflastern oder Salben sehr gut behandelt werden.

Die **Sturzneigung** von Menschen im fortgeschrittenen Alter als Folge von Bewegungsmangel und Kraftverlust ist eine weitere jedenfalls teilweise beeinflussbare Ursache für osteoporotische Knochenbrüche. Auch hier dreht sich ein Teufelskreis, der durch die Kombination aus Krafttraining und reichlich Bewegung in der Natur unterbrochen werden kann. Neben diesen konditionellen Faktoren wirken sich Lebensumstände und Krankheiten auf die Sturzgefahr aus und müssen so gut es geht beseitigt werden: Schlechte Schuhe, die den Füßen nicht genug Halt geben, häusliche Stolperfallen, die Ablehnung von Gehhilfen, obwohl sie nötig wären, der nächtliche Gang zur Toilette, ohne das Licht anzumachen (aus falscher Rücksicht gegenüber dem Partner) sind häufig Auslöser von Stürzen. Außerdem beeinflussen viele „Alterskrankheiten" die Sturzneigung. Das wichtigste Beispiel ist die Zuckerkrankheit, bei der durch den erhöhten Blutzucker nicht nur die Blutgefäße sondern auch die Nerven schwer geschädigt werden können. Dies führt zu Gangunsicherheit mit erhöhter Sturzgefahr.

Die Kombination von Ursachen erhöht das Risiko

Bei **Diabetikern** ergänzen sich die Wechselwirkungen unterschiedlicher Krankheiten und Beschwerden besonders ungünstig. Übergewicht, Kraftlosigkeit, gestörte Feinmotorik und verminderte Sensibilität der Füße erhöhen die Sturzgefahr und damit das Risiko für einen Knochenbruch. Die Störung der Feinmotorik (Koordination) und eine verminderte Sensibilität der Füße sind dabei direkte Folgen einer Nervenschädigung. Durchblutungsstörungen von Herz und Hirn sowie der Netzhaut der Augen, gefolgt von Sehschwäche, können das Risiko zu stolpern und hinzufallen weiter erhöhen.

Eine **ausgeprägte Herzschwäche** vermindert die körperliche Leistungsfähigkeit und damit die tägliche Beanspruchung von Skelett und Muskulatur. Bei entsprechender Veranlagung kann sich frühzeitig eine Osteoporose entwickeln.

Bei **chronischen Atemwegserkrankungen** (Bronchialasthma und schwere chronische Bronchitis) treffen die Risiken körperlicher Schonung und der häufig notwendigen Kortison-Behandlung zusammen. Besonders stark betroffen sind Menschen mit eingeschränkter Sauerstoffaufnahme. Beim Lungenemphysem ist die für den Gasaustausch verfügbare Gesamtfläche der Lungenbläschen (feinste, wie Weintrauben angeordnete Bläschen an den kleinen Bronchien) so gering, dass die Versorgung mit Sauerstoff nur bei minimaler und schließlich ausbleibender körperlicher Belastung gesichert ist. Diese Menschen sind zur körperlichen Inaktivität gezwungen und damit dem Verfall von Muskel- und Knochenmasse schutzlos ausgesetzt.

Weitere Krankheiten, die sich mit einem ohnehin bestehenden Osteoporose-Risiko ungünstig verbinden, sind alle entzündlich rheumatischen Krankheiten, die unbehandelte Schilddrüsenüberfunktion und chronische Depressionen. Die Verknüpfung von Osteoporose und Depression tritt besonders häufig auf, weil viele Menschen von einer dieser Krankheiten betroffen sind und sie vielfach nicht oder sehr spät diagnostiziert werden. Bei Depression liegt das Risiko für Osteoporose in der ausgeprägten Antriebsschwäche in Kombination mit Bewegungsmangel begründet. Dabei haben Studien gezeigt, dass bei leichter und mittelschwerer Depression ausdauernde Bewegung genauso gut wirkt wie Medikamente – und zugleich die körperliche Fitness erhält. Bei allen genannten Krankheiten erhöht längere Bettruhe das Osteoporose-Risiko dramatisch. Ein nachlässiger Umgang mit der körperlichen Fitness im Alter kann tödlich sein. 15% der Patienten sterben innerhalb eines Jahres nach einem Oberschenkelbruch im Bereich des Hüftgelenks (Schenkelhals). Die meisten dieser Brüche wären vermeidbar gewesen. Von den Überlebenden werden viele pflegebedürftig und müssen Zuhause oder in Pflegeheimen versorgt werden.

Schwangerschaft und Stillzeit

In jeder Schwangerschaft und in der anschließenden Stillzeit stellt die Mutter große Mengen an Kalzium für das gesunde Wachstum des Kindes zur Verfügung. Im Normalfall reichen eine kalziumreiche Ernährung und viel Bewegung an der frischen Luft für eine Osteoporose-Prophylaxe aus. Bei komplizierten Schwangerschaften mit lang dauernder Bettruhe oder wenn andere Risikofaktoren für Osteoporose vorliegen, kann der Kalziumverlust die Knochen gefährden. Die Zufuhr von ausreichend Kalzium und Vitamin D behebt diesen Mangel und ist für Mutter und Kind unschädlich. Gezieltes Krafttraining ist deshalb mit leichten Modifikationen auch in der Schwangerschaft zu empfehlen.

4. Osteoporose frühzeitig erkennen

Risikocheck – eine Frühdiagnose ist möglich

Je früher die richtige Diagnose gestellt wird, umso eher können Sie mit sinnvollen Prophylaxe- oder Therapiemaßnahmen beginnen und umso besser sind Ihre Heilungschancen. Frühere Krankheiten in der Familie, Alter und Geschlecht, gleichzeitig vorhandene Krankheiten liefern hilfreiche Informationen. Wegen der Vielfalt von Einflussfaktoren empfiehlt sich in der ärztlichen Abklärung ein Fragebogen, den ich Ihnen nachfolgend vorstellen möchte.

Osteoporose-Fraktur-Risikotest nach Prof. Bartl[8]

Dieser Test ersetzt keinesfalls die ärztliche Abklärung. Wenn Sie bei fünf fett gedruckten oder zehn normal gedruckten Fragen mit „ja“ geantwortet haben, dann tragen Sie ein hohes Risiko, in der Zukunft einen osteoporose-

8) Prof. Dr. med. Reiner Bartl, Osteoporose: Prävention – Diagnostik – Therapie, 3. Auflage, Thieme Verlag, 2008

bedingten Knochenbruch zu erleiden. Ein konsequentes Vorsorgeprogramm sollte mit dem Arzt besprochen und durchgeführt werden. Knochendichtemessungen in jährlichen Abständen sind zu empfehlen.

1. Familiäre Vorbelastung	J	N
Vater und/oder Mutter hatten Knochenbrüche		
Vater und/oder Mutter hatten einen Rundrücken		

2. Persönliche Daten	J	N
Ich bin älter als 65 Jahre		
Ich bin untergewichtig oder habe deutlich Gewicht verloren		
Ich fühle mich schwach und krank		
Ich hatte einen Knochenbruch nach dem 50. Lebensjahr		
Bei mir wurde eine niedrige Knochendichte gemessen (SD -2,5)		
Ich habe falsche Zähne		
Ich habe eine schwache Muskulatur		
Ich sehe trotz Brille schlecht		
Ich habe dünne, brüchige Fingernägel		
Mir fällt eine deutliche Hautalterung mit Falten auf		

3. Körperliche Verfassung	J	N
Ich habe als Kind wenig Sport getrieben		
Ich treibe keinen Sport und bewege mich wenig		
Ich bin bettlägerig oder auf den Rollstuhl angewiesen		
Ich komme selten mehr als eine halbe Stunde täglich an die Sonne		
Mein Herzschlag ist in Ruhe höher als 80 pro Minute		
Ich stolpere oder stürze leicht		
Mir wird leicht schwindlig, wenn ich schnell aufstehe		

4. Frauensache	J	N
Ich hatte die erste Menstruation nach dem 15. Lebensjahr		
Ich habe eine unregelmäßige Periode		
Die Menopause trat bei mir vor dem 45. Lebensjahr auf		
Meine Eierstöcke mussten früh operativ entfernt werden		
Ich bin Mutter mehrerer Kinder		
Ich habe gestillt		
Ich habe Brustkrebs und werde antihormonell behandelt		

5. Männersache	J	N
Bei mir wurde eine niedriger Testosteron-Spiegel gemessen		
Bei mir ist eine Unterfunktion der Hoden bekannt		
Ich habe Prostatakrebs und werde antihormonell behandelt		

6. Ernährung	J	N
Ich verzehre selten Milch, Käse und Milchprodukte		
Ich bin auf Milchprodukte allergisch		
Ich esse selten frisches grünes Gemüse		
Ich salze meine Speisen regelmäßig		
Ich esse häufig „fast food“ oder verpackte Nahrung		
Ich verwende häufig und gerne Zucker		

7. Lebensstil	J	N
Ich bin Raucher (täglich eine Schachtel oder mehr)		
Ich war starker Raucher		
Ich trinke mehr als 2 Tassen Kaffee oder 4 Tassen Tee pro Tag		
Ich trinke mehr als 2 Dosen Cola pro Tag		
Ich trinke mehr als 2 alkoholische Getränke pro Tag		

8. Krankheiten	J	N
Ich habe eine Überfunktion der Schilddrüse		
Ich habe eine chronische Nieren- oder Lebererkrankung		
Ich habe eine entzündliche Darmerkrankung		
Ich bin Diabetiker		
Ich habe oft Verdauungsprobleme (Blähungen, Durchfall)		
Ich habe ständig nächtliche Beinkrämpfe		
Ich habe eine Magen- oder Darmoperation hinter mir		

9. Medikamente	J	N
Ich musste länger als ein halbes Jahr Prednison nehmen		
Ich musste länger als 0,5 Jahre Heparin oder Marcumar nehmen		
Ich musste länger als 0,5 Jahre Mittel gegen Epilepsie nehmen		
Ich muss Tranquilizer oder Psychopharmaka nehmen		

Testen Sie Ihr Sturzrisiko

Beim Aufsteh- und Gehtest (timed up & go test) setzen Sie sich drei Meter von einer Wand entfernt auf einen Stuhl. Dann stehen Sie auf, gehen zur Wand, berühren diese, drehen sich um und kehren wieder zu Ihrem Stuhl zurück. Wenn Sie vom Aufstehen bis zum Wiederhinsetzen länger als zehn Sekunden benötigen, haben Sie ein deutlich erhöhtes Sturz- und Frakturrisiko.

Noch einfacher ist der „Chair-rising-Test“, für den es keine deutsche Bezeichnung gibt. Dabei setzen Sie sich auf einen Stuhl mit normaler Sitzhöhe. Danach stehen Sie innerhalb von zehn Sekunden so oft wie möglich auf und setzen sich wieder hin. Sie dürfen sich dabei nicht mit den Armen oder Händen abstützen. Wenn Sie den Wechsel von Sitzen und Aufstehen innerhalb von zehn Sekunden weniger als fünfmal schaffen, dann haben Sie viel zu wenig Kraft fürs Leben. Ein hohes Sturzrisiko ist gegeben.

Knochenbrüche – ein Hinweis auf Osteoporose

Knochenbrüche nach dem 45. Lebensjahr, vor allem des Schenkelhalses oder von Wirbelkörpern, sind ein deutlicher Hinweis auf Osteoporose, selbst bei (noch) normaler Knochendichte. Das gilt vor allem, wenn beim ursächlichen Unfall nur geringe mechanische Kräfte auf den Körper einwirkten, zum Beispiel bei einem Sturz aus dem Stand oder beim langsamen Gehen. Die grobe Gewalteinwirkung bei einem Motorradsturz erklärt auch bei einem gesunden Menschen einen Knochenbruch, nicht aber ein bloßes Hinfallen. Wie wenig Aufmerksamkeit unsere Ärzte der Osteoporose widmen, zeigt sich gerade nach einem Knochenbruch. Die Fraktur wird erkannt, die Operation gelingt, eine Reha wird erfolgreich abgeschlossen. Die Abklärung der Ursachen bleibt jedoch oftmals aus. Erst nach weiteren Knochenbrüchen kommt es zu Diagnose, oder frühere Brüche werden zufällig auf einem Röntgenbild, das zum Beispiel wegen Herzbeschwerden angeordnet wurde, entdeckt. Schauen wir uns dazu folgende Patientengeschichte an.

Im März 2005 hatte sich die 63jährige Frau Lang bei einem Sturz eine Fraktur des 11. Brustwirbels zurückgezogen. Sie wurde zuerst in einer unfallchirurgischen, dann in einer orthopädischen Klinik behandelt. In keinem der Arztberichte tauchte die Diagnose Osteoporose auf. Erst sechs Monate später veranlasste ihr Hausarzt wegen anhaltender Schmerzen eine Knochendichtemessung und eine Röntgenaufnahme. In der Quantitativen Computertomographie (QCT)[9] zeigte sich eine ausgeprägte Osteoporose, die mit Sicherheit eine wesentliche Ursache des Wirbelbruchs war. Um weiteren Knochenbrüchen vorzubeugen, trainierte Frau Lang zuerst zweimal pro Woche über 18 Sitzungen in der Medizinischen Kräftigungstherapie, anschließend führte sie das Krafttraining weiterhin zweimal pro Woche im Kieser Training fort. Unabhängig von den Befunden der Knochendichtemessung verwandelte sich die Patientin von einer vorher geschwächten und deprimierten Frau innerhalb eines halben Jahres in einen zuversichtlichen, strahlenden und lebendigen Menschen, der wieder Freude am Leben

9) Diese Methode der Knochendichtemessung wird auf Seite 51 erläutert.

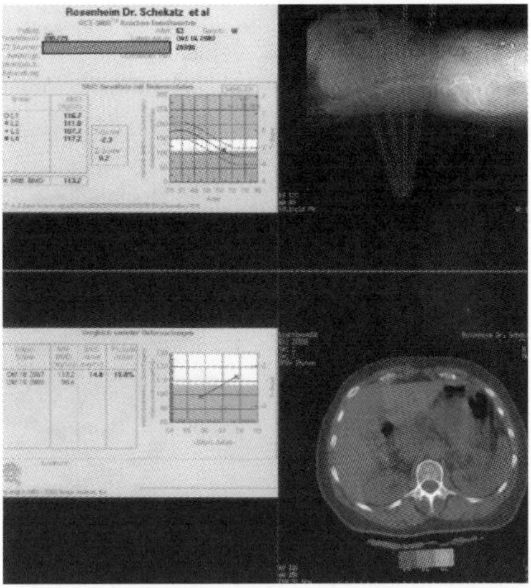

gefunden hat. Nachfolgend sehen Sie den QCT-Befund von Frau Lang nach zwei Jahren Krafttraining. Vom Oktober 2005 bis Oktober 2007 stieg die Knochendichte um 15 % an.

Rosenheim Dr. Schekatz

Ein Anstieg der Knochendichte um 10 bis 15 % halbiert nach heutigem Kenntnisstand das Frakturrisiko. Ein derart gutes Ergebnis wird mit keinem Medikament erreicht. Kräftigungstherapie darf deshalb keine Begleitbehandlung sein. Sie sollte im Zentrum jeder Osteoporose-Therapie stehen. Nach einem Knochenbruch im „Osteoporose-Alter“ muss die Knochendichte bestimmt und nach Risikofaktoren für Osteoporose gefahndet werden. Jeder Bruch erhöht die Gefahr drastisch, weitere Frakturen zu erleiden. So steigt beispielsweise das Risiko für neue Wirbelkörperfrakturen nach einem ersten Wirbelbruch auf das Fünffache; nach zwei oder mehreren Frakturen ist es mindestens zwölf Mal so groß wie bei einem gleichaltrigen gesunden Menschen.

Schmerzen sind kein Frühwarnzeichen

Menschen, die Osteoporose haben, leiden häufig auch unter Rückenschmerzen, nur hat beides in der Regel nichts miteinander zu tun. Schmerzen sind niemals ein frühes Warnzeichen für Osteoporose. Diese Krankheit tut so lange nicht weh, bis es zum ersten Knochenbruch kommt oder der zunehmende Rundrücken in die Fehlstatik und Fehlbelastung führt. Die Schmerzen konzentrieren sich dann auf den oberen und unteren Rücken, auf die seitlichen Beckenkämme und auf die Hüft- und Kniegelenke.

Akute Schmerzen bei einem Wirbelkörperbruch können sehr heftig sein. Sie halten tagelang, manchmal wochenlang an, klingen in Rückenlage ab und nehmen beim Stehen oder Gehen, insbesondere bei Erschütterung, stark zu. Die Wirbelsäule ist im erkrankten Bereich (Brust- und Lendenwirbelsäule) klopfempfindlich. Ganz besonders wenn es Risikofaktoren für Osteoporose gibt, müssen neu aufgetretene Rückenschmerzen sorgfältig abgeklärt werden.

Die Knochendichte lässt sich messen

Bei allen heute verfügbaren Messmethoden müssen wir uns bewusst sein, dass sie nur Auskunft über die Knochendichte geben, nicht aber über die Knochenfestigkeit, die uns eigentlich interessiert. Im streng physikalischen Sinn wird mit der nachfolgend beschriebenen Methode nicht einmal die Dichte korrekt bestimmt. Dichte ist Masse pro Volumeneinheit – bei der Knochendichtemessung wird aber Masse pro Quadratzentimeter (cm^2) bestimmt, also pro Flächeneinheit. Trotz dieser Unzulänglichkeiten hat sich die Knochendichte in Wissenschaft und Praxis als gut brauchbarer Wert zur Risikoabschätzung, zur Verordnung von Medikamenten und für die Verlaufskontrolle erwiesen. Bessere Methoden sind bereits in der Entwicklung, sie werden in Zukunft profundere Auskunft über die Knochenfestigkeit geben, als dies heute möglich ist.

Zur Messung der Knochendichte gibt es verschiedene Verfahren. Im Folgenden wird nur die am meisten verbreitete und von den großen Fachgesellschaften und der Weltgesundheitsorganisation (WHO) empfohlene DEXA-Messung ausführlich beschrieben. Sie liefert zuverlässige Ergebnisse und eignet sich gleichermaßen zur Erstdiagnose wie für Verlaufskontrollen. Bei einer DEXA-Messung wird mittels eines sehr schwachen Röntgenstrahls (Dual-energy-X-ray-absorptiometry) der Mineralgehalt des Knochens berechnet. Am aufschlussreichsten geschieht das an den stark belasteten Knochen des Oberschenkels und an der Lendenwirbelsäule. Mit diesen Messungen lässt sich der Schweregrad einer Knochendichteminderung gut bestimmen. Die Strahlenbelastung ist bei der DEXA-Methode so gering, dass wir sie vernachlässigen können. 70 DEXA-Untersuchungen verursachen die gleiche Strahlenbelastung wie ein einziges Röntgenbild der Lendenwirbelsäule. Auch daran müssen sich neue Methoden messen lassen.

Der T-Wert bezeichnet dabei die individuelle Abweichung vom Standardwert der durchschnittlichen Knochendichte eines gesunden 30jährigen Menschen. Dieser Wert hat sich zur Risikoabschätzung am besten bewährt. Der Z-Wert beschreibt die individuelle Abweichung gegenüber den Werten knochengesunder Menschen gleichen Alters. Er ist für die Risikobewertung mit der DEXA-Messung weniger wichtig. Aufgrund der hohen Aussagekraft teilt die WHO die verschiedenen Schweregrade der Osteoporose nach dem T-Wert ein. Die Einteilung gilt nur für Knochendichtemessungen mit der DEXA-Methode an der Lendenwirbelsäule und am Oberschenkelhals.

Definition von Osteoporose gemäß Weltgesundheitsorganisation (WHO):

Normale Knochendichte:	T-Wert über -1
Osteopenie:	T-Wert zwischen -1 und -2,5
Osteoporose:	T-Wert unter -2,5
Manifeste Osteoporose:	ein für Osteoporose typischer Knochenbruch, unabhängig vom T-Wert

Osteopenie ist die Vorstufe zur Osteoporose. Bei T-Werten zwischen -1 und -2,5 ist der Knochen zwar nicht völlig gesund, ein eindeutig krankhafter Wert liegt aber (noch) nicht vor.

Diese Definition der WHO wurde jahrelang als einziges Kriterium für die Verordnung von Osteoporose-Medikamenten verwendet. Forscher und Ärzte haben gelernt, dass der T-Wert als alleiniges Kriterium nicht ausreicht, um Risiken abzuschätzen und Therapieentscheidungen zu treffen. Das tatsächliche Knochenbruchrisiko hängt nicht nur vom T-Wert, sondern auch von der genetischen Veranlagung, dem Geschlecht, dem Alter und vielen anderen Faktoren ab. Seit 2006 beurteilen Ärzte deshalb nach den Vorgaben der

DVO-Leitlinien[10] das individuelle Risiko eines Patienten nach dem sogenannten Gesamtfrakturrisiko. In diese Bewertung fließen neben dem T-Wert auch die oben genannten Faktoren ein.

Die nachfolgende Tabelle gibt einen guten Überblick über den Einfluss von Alter und Geschlecht sowie bereits bestehender Wirbelbrüche auf die Risikobeurteilung.

Einfluss von Alter, Geschlecht und T-Wert auf das Frakturrisiko	
Risiko eines Wirbelkörperbruchs bei 70-Jährigen innerhalb von 10 Jahren	
Frauen 17 %	**Männer** 8 %
und bei einem T-Wert von -2,5	
Frauen 26 %	**Männer** 13 %
und bei bereits bestehenden Wirbelkörperbrüchen	
Frauen 57 %	**Männer** 28 %

Das Knochenbruchrisiko hängt vom Geschlecht, vom Alter und von der Knochendichte (T-Wert) ab.

Alarmierend ist: Gegenüber gleichalterigen gesunden Frauen steigt das Risiko für weitere Frakturen nach einem ersten Wirbelbruch von 17 auf 57% an. Ebenso wichtig für die Risikobewertung ist die Frage, ob es in der DEXA-Messung einen Schwellenwert gibt, bis zu dem kein Risiko vorliegt. Normal ist eine Knochendichte bis zu einem T-Wert oberhalb -1. Die Abnahme der Knochendichte unter diesen Wert ist mit einer kontinuierlichen Zunahme des Knochenbruchrisikos verknüpft.

Auch wenn die Knochendichtemessung als allgemeines Screening noch nicht anerkannt ist, empfehle ich Frauen spätestens mit Beginn der Menopause und Männern über 70 Jahren diese Untersuchung großzügig

10) *Der Dachverband Osteologie (DVO) hat Leitlinien für Diagnostik, Risikobewertung und Auswahl der Therapiemaßnahmen entwickelt, an denen sich die Ärzteschaft orientieren sollte. Die DVO-Leitlinie 2009 ist über www.dv-osteologie.org erhältlich.*

durchführen zu lassen. Besonders wichtig ist das, wenn zusätzliche persönliche Risikofaktoren oder familiäre Risiken vorliegen. Die Untersuchung ist weder unangenehm noch schädlich, die Aussagekraft sehr hoch, sofern die Befunde richtig ausgewertet werden. Die Kosten halten sich mit ungefähr 40 Euro in Grenzen.

Frau Ziegler, Jahrgang 1936, hatte, als sie zu mir in die Praxis kam, bisher keine Wirbelkörperbrüche aber eine frühere Fraktur des rechten Sprunggelenks und des Wadenbeins. Sie trainiert seither zusammen mit ihrem Mann im Kieser Training und wurde erst durch eine Untersuchung beim Rheumatologen auf ihre Osteoporose aufmerksam gemacht. Die Knochendichte wurde nach dem Bruch des Sprunggelenks nicht gemessen. Aufmerksame Ärzte hätten die Osteoporose viel früher erkennen können. Nachfolgend sehen Sie die Ausgangsuntersuchung der Knochendichtemessung mit der DEXA-Methode und die Verlaufskontrolle nach einem Jahr Training.

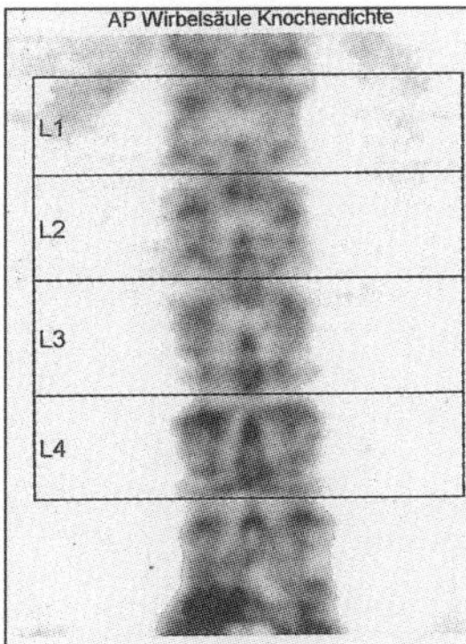

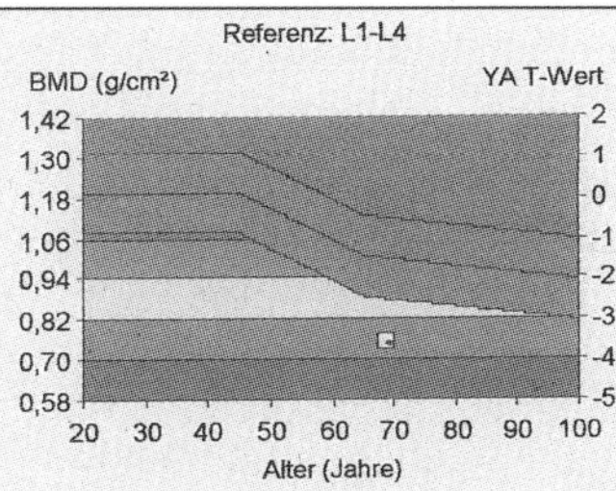

Bereich	BMD[1] (g/cm²)	Junge Erw.[2] (%)	Junge Erw. T-Wert	Altersvergl.[3] (%)	Altersvergl. Z-Wert
L1	0,669	59	-3,8	71	-2,3
L2	0,699	58	-4,2	69	-2,7
L3	0,761	63	-3,7	75	-2,1
L4	0,870	72	-2,8	85	-1,2
L1-L2	0,684	59	-3,9	71	-2,4
L1-L3	0,712	61	-3,8	72	-2,3
L1-L4	0,754	64	-3,6	75	-2,0
L2-L3	0,731	61	-3,9	72	-2,4
L2-L4	0,779	65	-3,5	77	-2,0
L3-L4	0,816	68	-3,2	80	-1,7

Knochendichtebefund (DEXA-Methode) vom 01. Juli 2005. Eine fortgeschrittene Osteoporose mit erhöhter Frakturgefahr wird festgestellt.

In der Abbildung erkennen Sie den Ausgangsbefund an der Lendenwirbelsäule. Gemessen werden in der Regel die ersten vier Lendenwirbelkörper (LWK 1 bis 4). Der fünfte Lendenwirbel ist meist so stark verändert, dass er für die Beurteilung nicht herangezogen werden kann. Verschleißerscheinungen der Wirbelkörper und Wirbelgelenke oder irgendwelche Verkalkungen [Gefäße, Lymphknoten] verfälschen die Messwerte. Der Apparat erkennt nicht, ob der Messstrahl durch normale Knochensubstanz abgeschwächt wird oder durch Veränderungen, die mit der Zusammensetzung und Struktur des Knochens gar nichts zu tun haben. Bei Frau Ziegler zeigte sich in der ersten Messung eine hochgradige Osteoporose mit erhöhter Frakturneigung. Behandelt wurde die Patientin von einem Osteologen [Knochenspezialisten] mit Kalzium, Vitamin D und einem gebräuchlichen Bisphosphonat[11]. Im Mittelpunkt der Behandlung stand vor allem die intensive Kräftigungstherapie, und zwar zweimal pro Woche. Wegen des schlechten Befunds an der Wirbelsäule wurde die Patientin zuerst in der Medizinischen Kräftigungstherapie behandelt, anschließend trainierte sie regelmäßig zwei Mal pro Woche im Kieser Training. Nach einem Jahr dieses sehr intensiven Trainings sah Frau Ziegler der Kontrollmessung mit Spannung entgegen.

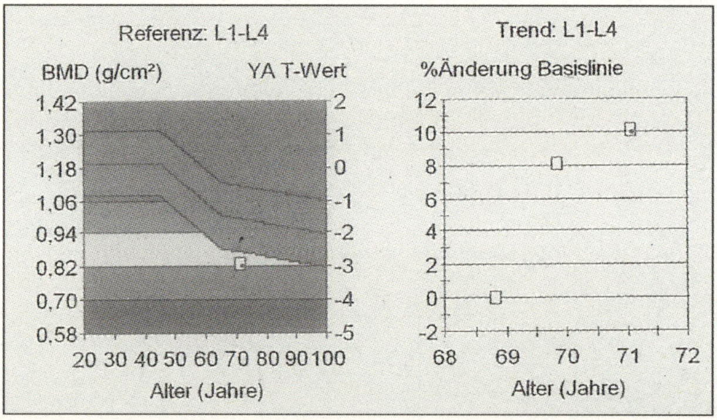

Die Knochendichte hatte um 8 % zugenommen, wobei sich die Kräftigungstherapie und die Medikamente den Erfolg teilten. Nur mit Medikamenten allein geht der Zugewinn an Knochenmasse in der Regel nicht über 5 % hinaus. Motiviert durch den guten Erfolg setzte Frau Ziegler ihr regelmäßiges Training fort und konnte nach einem weiteren Trainingsjahr

11] *Bisphosphonate und andere Osteoporose-Medikamente werden im 3. Teil des Buches vorgestellt.*

wieder einen Erfolg verzeichnen: Bei der Kontrolle nach einem weiteren Jahr besserte sich die Knochendichte um weitere 2%, obwohl Frau Ziegler ihre Medikamente (Alendronat, Kalzium und Vitamin D) unregelmäßig eingenommen hatte. Das zeigt deutlich, dass sich der positive Effekt eines guten Trainings in Verbindung mit sinnvollen Medikamenten nicht erschöpft. Frau Ziegler trainiert immer noch. Was könnte mehr Motivation schaffen als Erfolg.

Die **Quantitative Computertomografie (QCT)** ist ein weiteres weit verbreitetes Untersuchungsverfahren zur Bestimmung der Knochendichte. Im Unterschied zur DEXA-Methode wird mit den heute verfügbaren Geräten nur die Dichte des Schwammknochens gemessen und auf die Gesamtdichte des untersuchten Knochens hochgerechnet. Neuere Geräte messen den Bälkchenknochen und die Knochenrinde getrennt, wodurch eine höhere Genauigkeit zu erwarten ist. Das Verfahren eignet sich sehr gut für die punktuelle Diagnose, nach wissenschaftlichen Angaben aber weniger gut für die Verlaufskontrolle. Die Kosten liegen wie bei der DEXA-Messung bei etwa 40 Euro. Die Strahlenbelastung ist zehnmal so hoch, aber immer noch viel kleiner als bei einem Röntgenbild der Lendenwirbelsäule. Sie entspricht ungefähr der Strahlendosis, die Sie sich bei einer Flugreise über den Atlantik zumuten.

Möglicherweise gehört einer Weiterentwicklung der QCT die Zukunft: Bereits jetzt ist an der Speiche (der daumenseitige Unterarmknochen) eine **dreidimensionale quantitative Computertomographie** möglich, die nicht nur Auskunft gibt über die Knochendichte, sondern sehr genau die Knochenarchitektur darstellt. Die Messung am Unterarm ist wenig aussagekräftig, weil auch bei normalen Werten am Unterarm eine Osteoporose der Wirbelsäule vorliegen kann. Mit diesem Verfahren werden wir in Zukunft auch die Feinarchitektur der Wirbelkörper und anderer gefährdeter Knochen darstellen können. Diesen Fortschritt erkauft sich der Patient allerdings mit einer deutlich höheren Strahlenbelastung. Auch die Kosten sind viel höher (zirka 500 Euro), so dass diese Methode noch keine echte Alternative zur bewährten DEXA-Messung darstellt.

Die **Quantitative Ultraschalluntersuchung (QUS)** misst an den Fingern, am Unterarm oder an der Ferse. Osteoporose beginnt aber häufig in der Wirbelsäule, in den Beckenknochen oder im Oberschenkel und wird mit einer QUS unter Umständen nicht rechtzeitig erkannt. Wir müssen an den Knochen messen, die bei Osteoporose besonders gefährdet sind, und das ist mit der QUS nicht möglich.

Der Wert der **Röntgen-Diagnostik** liegt in der Früherkennung beginnender Wirbelkörperbrüche. Für eine Frühdiagnose von Osteoporose ist sie jedoch untauglich. Wenn die Krankheit auf dem Röntgenbild sichtbar wird, sind schon 30 bis 40% der Knochensubstanz verloren. Röntgenbild und Knochendichtemessung sind keine konkurrierenden Verfahren in der Diagnostik der Osteoporose, sie ergänzen sich sinnvoll. Vor allem bei neu aufgetretenen Schmerzen kann nur das Röntgenbild (oder eine Computertomographie) die Frage nach einem frischen Wirbelbruch klären. Ein beginnender Wirbelbruch lässt sich im Röntgenbild nicht immer leicht erkennen. Die Diagnose wird einfacher, wenn ein Vergleichsbild aus gesunden Tagen vorliegt. Auch wenn das nicht den offiziellen Leitlinien entspricht, halte ich es für richtig, bei nachgewiesener Osteoporose (T-Wert -2,5 oder schlechter) eine Röntgenaufnahme der Brust- und Lendenwirbelsäule zu machen, um diese dann später bei Verdacht auf einen beginnenden Wirbelbruch als Vergleichsbefund zur Verfügung zu haben.

Osteoporose kann man mit einer Blutuntersuchung weder feststellen noch ausschließen. Trotzdem braucht man die Werte einer **Laboruntersuchung**, um einerseits mögliche Ursachen einer sekundären Osteoporose nicht zu übersehen, und andererseits, um Krankheiten zu erkennen, die mit Osteoporose verwechselt werden können, wie zum Beispiel das Multiple Myelom (Plasmozytom) eine bösartige Erkrankung des Knochenmarks. Heute wird auch die Bestimmung des Vitamin-D-Spiegels empfohlen, da eine gute Vitamin-D-Versorgung eine entscheidende Rolle in Prävention und Therapie der Osteoporose spielt. Die wichtigsten Laborwerte finden Sie zusammen mit einer kurzen Erläuterung in der nachfolgenden Übersicht.

Basislabor

Laborparameter	Fragestellung
Serum-Kalzium	Erhöht bei Tumoren der Nebenschilddrüse und selten bei anderen bösartigen Tumoren. Erniedrigt bei ungenügender Kalziumzufuhr.
Serum-Phosphat	Erniedrigt bei Störungen des Kalziumhaushalts
Alkalische Phosphatase (AP)	Erhöht bei Osteomalazie (Knochenerweichung durch starken Vitamin D Mangel), bei Störungen im Kalziumhaushalt, erhöhtem Knochenumbau, Tumoren und Knochenbrüchen
Gamma-GT	Erhöht bei Lebererkrankungen. Dieser Wert hilft bei erhöhter AP, zu unterscheiden, ob die AP wegen einer Leber- oder Knochenerkrankung erhöht ist
Serum-Kreatinin	Erhöht bei Niereninsuffizienz (krankhaft verminderte Nierenleistung); auch wenn eine Osteoporose durch eine Niereninsuffienz verursacht wird
Blutsenkung (BSG) / C-reaktives Protein	Erhöht bei entzündlich bedingten Wirbelkörperverformungen und beim Plasmozytom (Tumorerkrankung des Knochenmarks), das leicht mit einer Osteoporose verwechselt werden kann
Serum-Elektrophorese, Urin-Elektrophorese	Auffällig beim Plasmozytom, dient zur Klärung einer erhöhten BSG oder eines erhöhten CRP-Werts
TSH-basal	< 0,3 mU/l bei Schilddrüsenüberfunktion oder durch L-Thyroxin-Medikation bedingt
Vitamin D Spiegel	Ausschluss Vitamin D Mangel. Optimierung der Vitamin D Versorgung. Serumspiegel zwischen 75 und 100 nmol/l (30 bis 40 ng/ml) sollen angestrebt werden.

Bei Verdacht auf Osteoporose werden die in der Tabelle aufgezeigten Blutuntersuchungen empfohlen. Sie helfen vor allem dabei, die Ursachen sekundärer Osteoporosen zu erkennen. Wegen der besonderen Bedeutung von Vitamin D für die Knochengesundheit ist auch eine Bestimmung des Vitamin D-Spiegels sinnvoll.

Diagnostik und Therapie im Alter – lohnt sich das?

Nur selten erlebe ich, dass Menschen, die älter als 60 Jahre sind, ärztlich umfassend bezüglich Osteoporose abgeklärt wurden, auch dann nicht, wenn ein zunehmender Rundrücken oder ein deutlicher Rückgang der Körpergröße eindeutige Hinweise geben. Einerseits fragen die Patienten nicht ausreichend nach den Ursachen, andererseits herrscht offenbar ein gewisses Vermeidungsverhalten bei den Ärzten. Nach den im Jahr 2006 erhobenen Daten einer wissenschaftlichen Studie des Instituts für Gesundheits- und Sozialforschung[12] sind von den zirka 7 Millionen Osteoporose-Patienten in Deutschland nur 1,5 Millionen den Leitlinien entsprechend diagnostiziert und nur 1,2 Millionen werden überhaupt behandelt. Zwar erhalten nach dieser Studie fast alle Patienten großzügig Schmerzmittel. Aber nur 10 % werden in Übereinstimmung mit den Leitlinien behandelt. Osteoporose-Diagnostik kostet Geld, teuer ist vor allem die nachfolgende Behandlung, die sich meist nur auf Medikamente und ein paar gute Ratschläge stützt. Möglicherweise herrscht auch die Meinung, dass bei den Alten sowieso kein Erfolg zu erwarten ist. Aus wissenschaftlicher Sicht und aus der praktischen Erfahrung betrachtet ist das falsch. In jedem Lebensalter kann mit gezieltem Training eine deutliche Steigerung der körperlichen Fitness erzielt und damit das Sturz- und Knochenbruchrisiko erheblich reduziert werden. Die Wirksamkeit der Osteoporose-Medikamente ist wissenschaftlich auch für Patienten über dem 75. Lebensjahr belegt.

Die richtigen Medikamente, eine intensive Kräftigungstherapie und die Beseitigung der beeinflussbaren Risikofaktoren wirken sich nachhaltig und ausgiebig auf die Lebensqualität älterer Menschen und auf die Folgekosten von Osteoporose aus. Die DVO-Leitlinien lassen ebenso wenig Zweifel an der Sinnhaftigkeit gründlicher Diagnostik, auch und gerade im Alter, wie die aktuellen Osteoporose-Lehrbücher. Osteologen appellieren seit Jahren an die Ärzteschaft, die Diagnostik in allen Risikogruppen, ganz besonders auch bei Hochbetagten, voranzutreiben. Nur so lassen sich die oft verheerenden Folgen von Osteoporose eindämmen.

12) Bone-EVA-Studie, Prof. Dr. med. Bertram Häussler, Institut für Gesundheits- und Sozialforschung (IGES), Februar 2006.

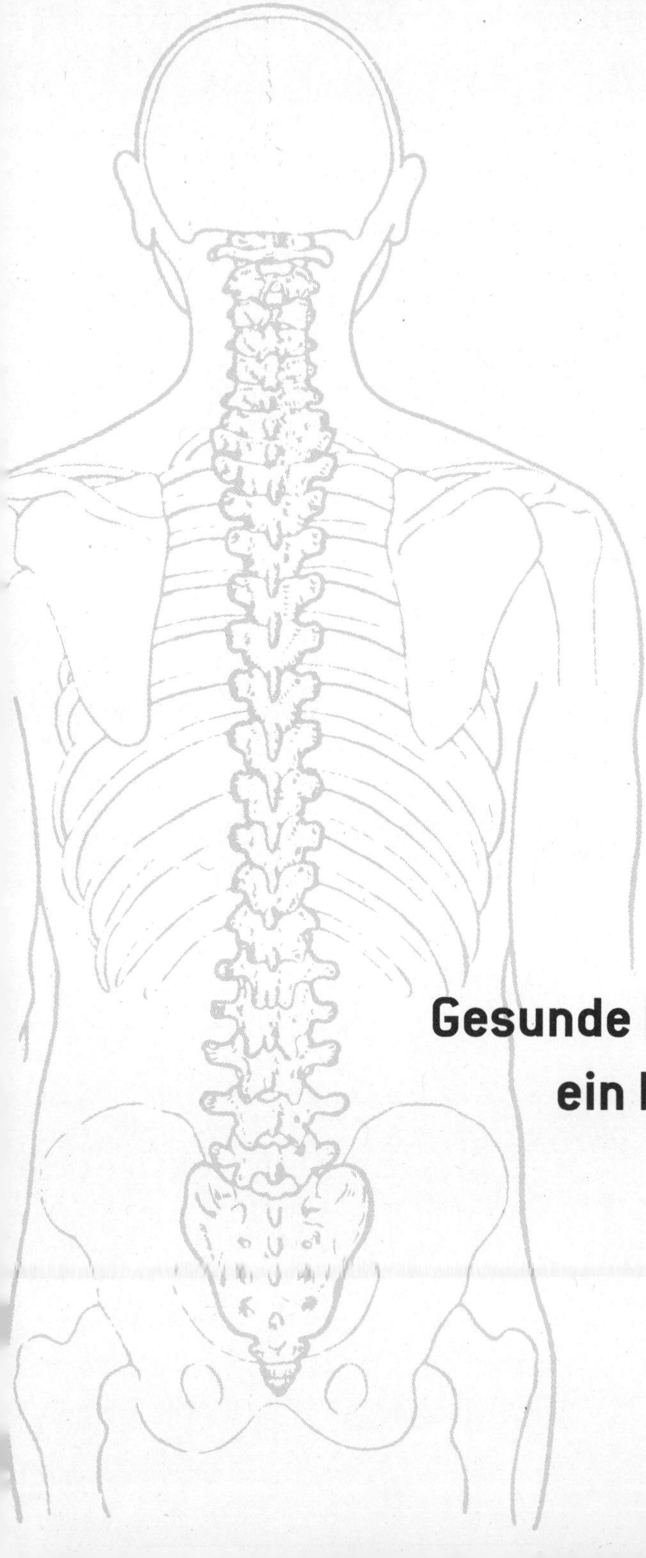

Teil Zwei

Gesunde Knochen – ein Leben lang

1. Prävention durch Bewegung

Bewegung ist das A und O

Die gute Nachricht für unsportliche Menschen brachte die Forschung der vergangenen zwanzig Jahre ans Licht: Nicht nur Ausdauersport ist gesund. Mit jeder flotten Bewegung im Alltag erobern Sie ein kleines Stück Gesundheit. Auch Bewegungsphasen unter zehn Minuten addieren sich und sind für Ihr Wohlbefinden relevant. Zusammengefasst werden sie in den körperlichen Aktivitäten des täglichen Lebens. Wegen Prägnanz und Bekanntheit des englischen Terminus Activities of Daily Living (ADL) findet dieser Begriff auch im Folgenden Verwendung.

Für den Erhalt eines bis ins Alter belastbaren Halte- und Bewegungsapparats reichen die ADL nicht aus, auch wenn sie die notwendige Basis für jedes Bewegungsprogramm darstellen. Man kann nicht alles durch Sport oder Training ersetzen. Alltagsaktivität sorgt durch häufigen Haltungswechsel und reichlich Bewegung für ein Mindestmaß an Ernährung von Knochen, Knorpeln, Bandscheiben, Sehnen und Bändern. Stundenlanges Sitzen mit rundem Rücken wird durch Training oder Sport nicht vollständig ausgeglichen. Besonders die vielen kleinen Gelenke der Wirbelsäule und die Rippen sind auf ein vielfältiges Bewegungsangebot angewiesen. Je nach Beruf und Hobbys leisten die ADL auch einiges für die Ausdauer: Treppen steigen statt Aufzug fahren, der Gang ins Nachbarbüro statt eine E-Mail zu schicken, „Botengänge" selbst erledigen und, noch besser, mit dem Rad oder zu Fuß in die Arbeit. Diese kleinen und großen Änderungen des Lebensstils bieten eine Chance, dem unbewegten Alltag zu entkommen. Das Potenzial der ADL zur Erhaltung der Gesundheit wird unterschätzt. Dem Organismus ist es egal, wodurch er seine Kalorien verbrennt. Der Gesundheitswert flotter Alltagsbewegung ist nicht viel geringer als der von Sport. Entscheidend ist der Gesamtkalorienverbrauch durch körperliche Bewegung. Er sollte laut den Empfehlungen des American College of Sports Medicine (ACSM), der größten sportmedizinischen Gesellschaft der Welt, bei 2.000 Kilokalorien pro Woche liegen. Den größten Sprung im alltäglichen Kalorienverbrauch machen Sie, indem Sie jede

Gelegenheit nutzen, auf „fahrende Automaten“ zu verzichten. Was für eine ausgeglichene Energiebilanz fehlt, sollten Sie durch Ausdauersport ergänzen.

Die schlechte Nachricht aber ist, dass „Bewegung“ alleine nicht reicht, um unsere Knochen stark zu halten. Zwar reduziert ein täglicher und zügiger Spaziergang über eine halbe Stunde bereits das Risiko für einen Knochenbruch im Vergleich zu Bewegungsmuffeln, für eine effektive Vorbeugung von Osteoporose aber reichen Aktivitäten wie Spaziergehen, Radeln oder Schwimmen nicht aus, wenn eine Veranlagung zu Osteoporose besteht. Im Lauf der Jahre habe ich viele enttäuschte Menschen kennen gelernt, die trotz

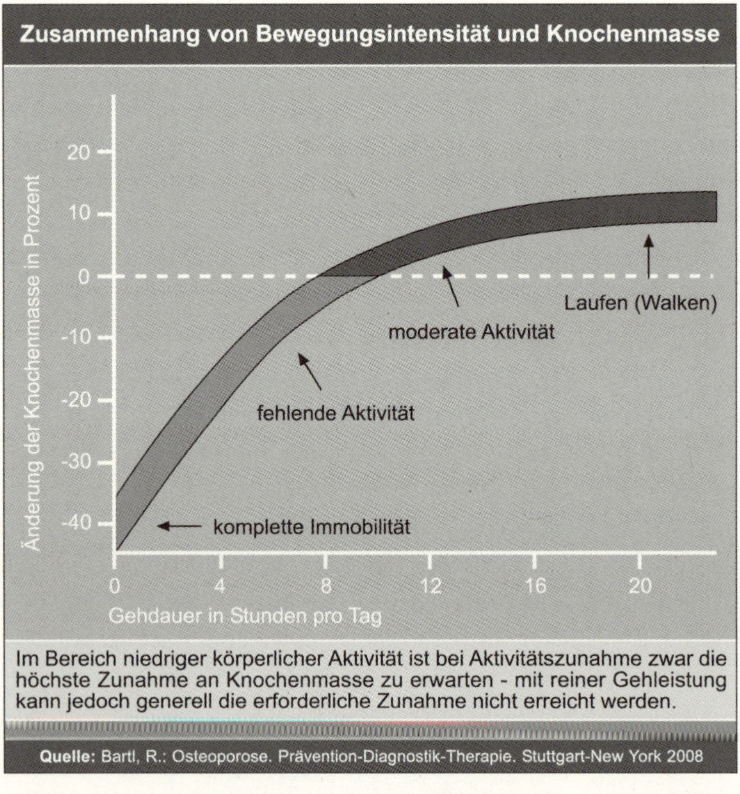

Diese Grafik zeigt den dramatischen Verlust an Knochenmasse vor allem bei Bettlägerigkeit (komplette Immobilität). Mit achtstündigem Gehen wird gerade eben ein weiterer Verlust vermieden und selbst mit einem noch größeren Laufpensum bleibt der Zugewinn an Knochensubstanz mit etwa 10 % sehr bescheiden.

eines bewegten Lebens mit viel sportlicher Betätigung zuletzt doch an den Folgen von Osteoporose zu leiden hatten. Ausdauernde Bewegung ist keine hinreichende Prophylaxe. Unsere Knochen fordern mehr als nur Bewegung.

Um diese Abbildung nachvollziehen zu können, gehen Sie am besten von der gestrichelten Null-Linie aus. Sie bezeichnet das Ausmaß an körperlicher Aktivität, bei dem die Knochenmasse gerade eben erhalten bleibt. Das sind immerhin acht Stunden Gehdauer pro Tag. Reduzieren Sie von diesem Schwellenwert aus Ihre Aktivität, verlieren Sie zunehmend an Knochenmasse. In die „gesunde Richtung" geschieht aber wenig: Selbst wenn Sie zwanzig Stunden am Tag marschieren, kommen Sie über einen Zugewinn von etwa 10% nicht hinaus. Das zeigt, dass ein Mindestmaß an Bewegung absolut notwendig ist, um die Knochensubstanz zu erhalten – dass aber Ausdauersport nur sehr geringen Einfluss auf die Knochenfestigkeit hat, wenn eine Veranlagung für Osteoporose besteht.

Wir haben den wichtigsten physikalischen Mechanismus für ein effektives Osteoporose-Training bereits kennen gelernt: die auf den Knochen wirksame Biegebelastung, die wir bei alltäglichen Bewegungen oder im Sport höchstens ausnahmsweise erreichen. Bei den meisten Sportarten werden nur sehr geringe Biegelasten wirksam, und deshalb bleibt die erhoffte biologische Wirkung aus oder äußert sich nur sehr gering ausgeprägt.

Wie trügerisch der Zusammenhang zwischen Sport und Knochendichte ist, sehen wir am Beispiel der Leistungsschwimmer. Eine Studie deckte auf, dass diese Schwimmer sogar eine geringere Knochendichte aufweisen als untrainierte Gleichaltrige. Der erwartete positive Effekt auf die Knochen durch häufige und intensive Muskelkontraktionen wird offenbar mehr als aufgehoben durch den Wegfall der Schwerkraft. Dass wir in der Schwerelosigkeit Muskel- und Knochenmasse verlieren wissen wir von den Astronauten. Sie sind topfit, wenn sie ihre Reise ins Weltall antreten, und kommen nach mehrmonatigem Aufenthalt so geschwächt zurück, dass sie mühsam aufgepäppelt werden müssen. Für unsere Gesundheit brauchen wir ganz offenbar die tägliche Auseinandersetzung mit der Kraft, die uns am Boden hält.

Ausdauersport ist trotzdem nicht nutzlos. Er fördert die Lebensfreude, aktiviert den Stoffwechsel, trainiert das Zusammenspiel zwischen Nerven und Muskulatur, stärkt damit die Gangsicherheit und leistet so einen wichtigen Beitrag zur Sturzprophylaxe. Es gibt sogar Sportarten, die einen enorm positiven Effekt auf die Knochendichte haben. Allen voran das Sportklettern, das sich hervorragend auf Kraft, Muskelmasse und Knochenfestigkeit auswirkt. Sportklettern findet meist in einer Kletterhalle statt. Beim Alpenverein und in manchen Sportvereinen können sich die Mitglieder dort auf das Klettern in freier Natur vorbereiten. Für die Osteoporose-Prophylaxe ist diese Sportart aber nur bedingt hilfreich. Ein Arzt wird einer älteren Dame oder einem älteren Herrn sicher nicht Sportklettern als Therapie gegen Osteoporose vorschlagen. Für die Jugend und für jüngere Erwachsene ist dieser Sport aber bestens geeignet, um neben der Förderung von Ausdauer, Kraft und Willensstärke auch etwas für die Gesundheit der Knochen zu tun.

Es lohnt sich, aufs „Knochenkonto" einzuzahlen

Die Knochenspitzenmasse (peak bone mass), also die optimale Knochenmasse, erreicht der Mensch mit 20 bis 25 Jahren. Gute Werte liegen, gemessen mit der DEXA-Methode, in einem Bereich von 0,8 bis 1,4 g/cm^2. Die Werte unterscheiden sich entsprechend der unterschiedlichen Belastungsverhältnisse in den verschiedenen Knochen und sind bei Frauen deutlich niedriger als bei Männern. Um Ihnen die phänomenalen Heilungschancen von Osteoporose durch gezielte Kräftigungstherapie klar vor Augen zu führen, möchte ich an dieser Stelle noch einmal zusammenfassen, wie eine gute Knochenspitzenmasse zu erreichen und bis ins hohe Alter zu erhalten ist. In Kindheit und Jugend steigt die Knochendichte rasch an, weil der Knochenstoffwechsel bis zur Pubertät Spitzenwerte erreicht. Dieser stürmische Aufbau wird vom Geschlecht, vom Erbgut, von der Ernährung, von ausreichend Sonnenlicht und vom Ausmaß körperlicher Bewegung beeinflusst. Deshalb lohnt es sich besonders in jungen Jahren,

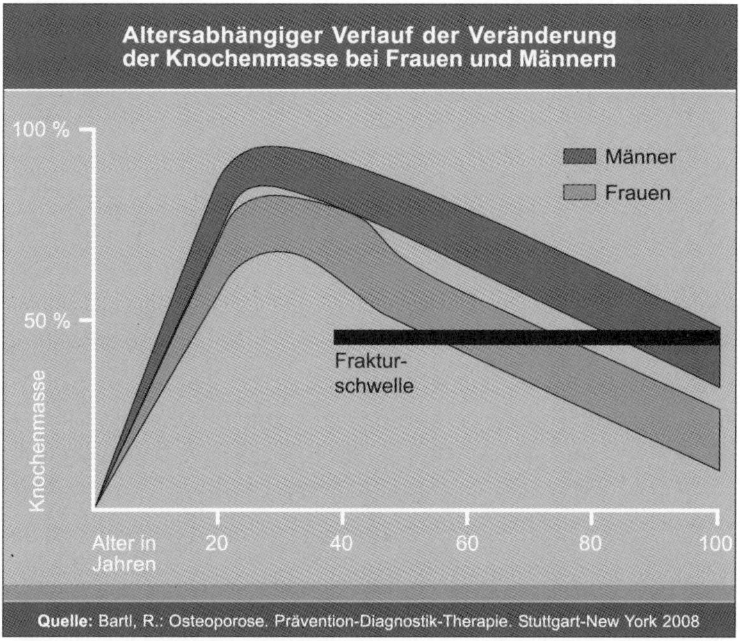

Frauen erreichen mit etwa 20 Jahren eine geringere maximale Knochenmasse als Männer. Nach dem Wechsel ist bei Frauen der Verlust an Knochensubstanz wegen des Östrogenabfalls besonders groß. Aus diesen Gründen unterschreiten Frauen viel früher die Schwelle zu einem erhöhten Frakturrisiko.

auf das „Knochenkonto" einzuzahlen. Schwedische Wissenschaftler konnten nachweisen, dass sich intensiver Sport in der Jugend auch noch im Alter von über 60 Jahren mit einer besseren Knochenfestigkeit bemerkbar macht. Gerade die Kinder aus Risikofamilien sollten deshalb bereits ab der Pubertät ihre Knochen zusätzlich durch Krafttraining stärken.

Wer ein Osteoporose-Risiko in sich trägt und sich nicht um seine Knochen kümmert, startet mit zu geringen Reserven in die Phase des Abbaus und erreicht früher als nötig die kritische Schwelle zu einer erhöhten Frakturneigung. Kommen in der Biografie des Einzelnen später ungünstige Umstände hinzu (Krankheit mit längerfristigem Bewegungsmangel, die Behandlung mit Kortison und anderen Medikamenten, Nikotin- oder Alkoholkonsum) können schon zwischen dem 50. und 60. Lebensjahr bei harmlosen Verletzungen Knochenbrüche auftreten.

Ab 30 geht's bergab – aber wie schnell?

Der unvermeidliche altersbedingte Knochenverlust spielt bei fehlender Veranlagung zur Osteoporose und einem knochenfreundlichen Lebensstil kaum eine Rolle. Selbst Verluste zwischen 0,5 und 1%, wie sie unter unseren bewegungsarmen Lebensbedingungen üblich sind, gefährden die Knochengesundheit nicht, wenn der Abbau von einem guten Ausgangsniveau startet. Die Geschwindigkeit des Abbaus ist bei Männern und Frauen zunächst etwa gleich. Ab der Menopause beschleunigt sich der Verlust an Knochenmasse bei Frauen jedoch auf 2 bis 4% pro Jahr. Diese nüchternen Zahlen beschreiben einen bei vielen Frauen dramatischen Verfall an Knochenfestigkeit. Je geringer die Knochenspitzenmasse mit 25 bis 30 Jahren war und je rascher der Abbau erfolgt, umso schneller wird die kritische Schwelle zum erhöhten Frakturrisiko erreicht – unter ungünstigen Bedingungen bereits vor dem 60. Lebensjahr.

Ab dem 35. bis 40. Lebensjahr reichen Sport und alltägliche Bewegung im Allgemeinen nicht mehr aus, um die Knochensubstanz und Knochenfestigkeit zu erhalten. Ganz besonders gilt das für Frauen in den ersten fünf Jahren nach der Menopause, weil in dieser Lebensphase der Abbau besonders rasch verläuft. Mit gezieltem Krafttraining in guter Qualität gelingt es dagegen nahezu immer, den Abbau zu stoppen. In den meisten Fällen steigern die Trainierenden in den ersten Trainingsjahren ihre Knochendichte sogar bis zu 20%. Die zurückeroberte Knochenmasse kann dann durch ein regelmäßiges und gezieltes Training in der Regel über Jahre bewahrt werden.

Krafttraining – was ist das überhaupt?

Wie funktioniert Krafttraining und worin unterscheidet es sich vom Ausdauertraining der Sportler? Ausdauertraining ist immer ein Ganzkörpertraining und zielt auf die Verbesserung der Herz- und Kreislauffunktion ab. Im Gegensatz dazu wird beim Krafttraining jeder Muskel oder jede Muskelgruppe einzeln trainiert. Unser Körper reagiert auf diese beiden grundverschiedenen Trainingsformen sehr unterschiedlich. Eine bessere Ausdauerleistung werden Sie nur erzielen, wenn Sie sich wenigstens dreimal in der Woche eine halbe Stunde so intensiv bewegen, dass Sie während des gesamten Trainings einen Puls von mindestens 130 Schlägen pro Minute[13] erreichen. Beim Krafttraining hingegen erhöht sich der Puls nur gering und der Erfolg hängt davon ab, ob der einzelne Muskel durch das Training hinreichend ermüdet wird. Sie müssen Ihrem Körper eine Botschaft geben, wenn sie einen Muskel effektiv trainieren wollen: „Du bist zu schwach für die Anforderungen, die sich stellen, du musst stärker werden", lautet diese Botschaft, denn die einzige Sprache, die unser Körper diesbezüglich versteht, ist die Ermüdung. Sie können einzelne Muskeln nicht mit Gymnastik oder Hanteltraining ermüden. Wenn Sie alle bei Osteoporose wichtigen Muskelgruppen effektiv trainieren wollen, kommen Sie um ein Training an guten Trainingsmaschinen nicht herum. „Ich bewege mich doch von früh bis spät", werden Sie vielleicht entgegnen, „und müde bin ich am Abend auch". Leider nützt das nicht viel. Es geht darum, ob jeder Muskel wenigstens einmal am Tag bei alltäglichen Aktivitäten im Beruf, in der Freizeit oder im Sport die Reizschwelle von 30% seiner Maximalkraft überschreitet. Geschieht das nicht, erhalten diese unterforderten Muskeln die Botschaft, dass sie, zumindest in ihrer aktuellen Leistungskraft, nicht benötigt werden. Biologische Systeme sind konsequent auf den sparsamen Gebrauch von Ressourcen ausgerichtet. Was nicht gebraucht wird, ist unnötiger Ballast und wird abgebaut. Das gilt für alle Baumaterialien des Körpers, für Muskeln, Sehnen, Knorpel, Bänder ebenso wie für unsere Knochen. „Use it or loose it" – treffender kann man es nicht formulieren.

13) Diese einfache Regel eignet sich nur für gesunde Menschen bis zum 60. Lebensjahr. Bei älteren Menschen oder wenn Herz- und Kreislaufkrankheiten vorliegen, sollte vor Beginn eines Ausdauertrainings eine sportärztliche Untersuchung erfolgen.

Die präventive Wirkungsweise von Krafttraining

Die Optimierung der körperlichen Grundfunktionen (Kraft, Ausdauer, Beweglichkeit, Koordination) durch Krafttraining zieht positive Veränderungen für die Gesundheit nach sich. Zusätzlich wirkt sich das Training auf den Stoffwechsel und auf das Zusammenspiel zwischen dem Nervensystem und der Muskulatur aus. Praktische Bedeutung haben die folgenden Wirkungsschwerpunkte:

- Allgemeine Leistungssteigerung
- Vermeidung von Muskelschwund im Alter
- Osteoporose-Prophylaxe
- Vermindertes Sturzrisiko
- Vermindertes Verletzungsrisiko
- Kräftigung von Bändern, Sehnen und Sehnenansätzen
- Höhere Belastbarkeit von Rücken und Gelenken
- Prophylaxe von Nacken-, Rücken- und Gelenkschmerzen
- Haltungskorrektur
- Entlastung von Herz und Kreislauf
- Unterstützung bei Gewichtsabnahme
- Bessere Stoffwechseleinstellung bei Zuckerkranken

Das Übungsprogramm

Ein ganzes Übungsprogramm umfasst in der Regel insgesamt 8 bis 12 Übungen für den Oberkörper, den Rumpf und die Beine. Bei Osteoporose muss zur Sturzprophylaxe die Greiffunktion der Hände, die Beuge- und Stützkraft der Arme und des Schultergürtels, die Rumpfstabilität und besonders die Aufrichtung von Rücken und Schultergürtel, die Stützkraft der Beine und die Kraft der Muskeln, welche die Füße anheben (Fußheber), trainiert werden. Zugleich müssen sämtliche von Osteoporose gefährdeten Knochen langfristig oder immer wiederkehrend beansprucht werden. Die Kräftigung der Knochen ist nicht auf eine allgemeine, „systemische“ Wirkung des Trainings zurückzuführen. Nur die Zug- und Biegebeanspruchungen direkt an den entsprechenden Übergängen von Muskeln/Sehnen zum Knochen lösen die ganze Kette von Aufbaureaktionen aus. Deshalb müssen Unterarme, Oberarme, die Knochen des Schultergürtels, die gesamte Wirbelsäule, die Beckenknochen, die Ober- und Unterschenkel, sowie die Sprunggelenke über Jahre intensiv und regelmäßig gefordert werden.

Pro Übung trainieren Sie an einer Trainingsmaschine jeweils einen Muskel oder eine Muskelgruppe. Sie heben das in der Maschine vorgewählte Gewicht innerhalb vier Sekunden an, halten den Widerstand in voller Muskelkontraktion zwei Sekunden lang und senken dann das Gewicht wieder langsam ab. Diesen Zyklus wiederholen Sie bis zur tiefen Ermüdung aller trainierten Muskeln. In Fitness-Studios werden diese Übungen meist zwei bis drei Mal hintereinander (Mehrsatztraining) mit unterschiedlichen Trainingsgewichten durchgeführt. Nach den Empfehlungen des American College of Sportmedicine (ACSM)[14] reicht für die Zwecke des Breitensports und der Gesundheitsvorsorge jedoch ein Einsatztraining vollkommen aus. Beim Einsatztraining werden die 8 bis 12 Übungen mit nur jeweils einem Durchgang ausgeführt. Bei fast gleichem Trainingseffekt reduziert sich die Zeit für eine Trainingseinheit gegenüber dem Mehrsatztraining, das mindestens zwei Stunden dauert, auf überschaubare 30 – 40 Minuten. Das Training sollte wiederholt werden, wenn sich die beanspruchten Muskeln vollständig erholt haben. Das ist nach frühestens 48 Stunden der Fall. Daraus ergibt sich eine sinnvolle Trainingsfrequenz von zwei bis drei Einheiten pro Woche. Für Menschen, die das Training nicht als Freizeitgestaltung, sondern als „notwendiges Übel“ ansehen, ist dieser geringe Zeitaufwand sicher eine Motivation, da viele Menschen das Mehrsatztraining erwiesenermaßen wegen des hohen Zeitaufwands vorzeitig abbrechen.

14) *American College of Sports Medicine (ACSM), Position Stand on the recommended quantity and quality of exercise for developing and maintaining cardiorespiratory and muscular fitness in healthy adults. In: Medicine & Science in Sports & Medicine, Ausgabe 22, 1990, Seite 265-274*

Warum braucht es für ein Osteoporose-Training Maschinen?

Gute Trainingsmaschinen bieten gegenüber Hanteln oder gymnastischen Übungen entscheidende Vorteile, die in der nachfolgenden Tabelle kurz dargestellt werden. Falls Sie mehr über die Trainingstechnologien wissen möchten, können Sie die im Quellenverzeichnis aufgeführten Bücher über Krafttraining zurate ziehen.

Die Vorteile von Trainingsmaschinen beim Osteoporose-Training

Eigenschaften	Wirkungen
Isolation	Einzelne Muskeln oder Muskelgruppen werden gezielt trainiert. Nur so ist eine trainingswirksame Ermüdung der Muskeln möglich.
Variabler Widerstand	Gleichmäßige Trainingswirkung über den gesamten Bewegungsumfang ohne Belastungsspitzen. Jeder Muskel wird über den gesamten Bewegungsumfang seiner natürlichen Kraftkurve entsprechend trainiert. Dadurch steigt die Effektivität des Trainings deutlich an und das Verletzungsrisiko wird minimiert. Technisch wird diese Anpassung durch Exzenterscheiben realisiert.
Training über vollen Bewegungsumfang	Werden Beuger und Strecker in Bezug auf ein Gelenk jeweils über den vollen Bewegungsumfang trainiert wirkt sich das positiv auf die Beweglichkeit aus.
Gute Dosierbarkeit	In guten Trainingsmaschinen können die Trainingsgewichte in sehr kleinen Schritten verändert werden. Dadurch kann die Trainingsintensität gesteigert werden, ohne dass es zur Überlastung oder zu Verletzungen kommt.
Einstiegshilfen	Diese ermöglichen Personen mit Bewegungseinschränkungen das bequeme Ein- und Aussteigen aus der Trainingsmaschine. Vor allem bei Einschränkungen der Beweglichkeit werden dadurch unnötige Belastungen vermieden.

Krafttraining an guten Trainingsmaschinen ist bei Osteoporose effektiver und sicherer als Hanteltraining.

Wie oft sollte trainiert werden?

Trainiert werden einzelne Muskeln oder Muskelgruppen, die innerhalb von 90-150 Sekunden jeweils so stark ermüden, dass sie eine Erholungspause zwischen den Trainingstagen benötigen. Das Training setzt also einen intensiven Reiz, der nach Überwindung der Ermüdungsphase jedes Mal zu einem geringen Zugewinn an Kraft und Muskelmasse führt. Dieses biologische Grundgesetz nennt man Superkompensation. Wie wir heute wissen, beschränken sich diese biologischen Effekte nicht auf die Muskeln. Zeitlich verzögert, aber ebenso zuverlässig reagieren Sehnen, Sehnenansätze, Knorpel und unsere Knochen mit dem Aufbau von Substanz, gefolgt von höherer Festigkeit und verbesserter Belastbarkeit.

Training: Reiz – Reaktion – Superkompensation

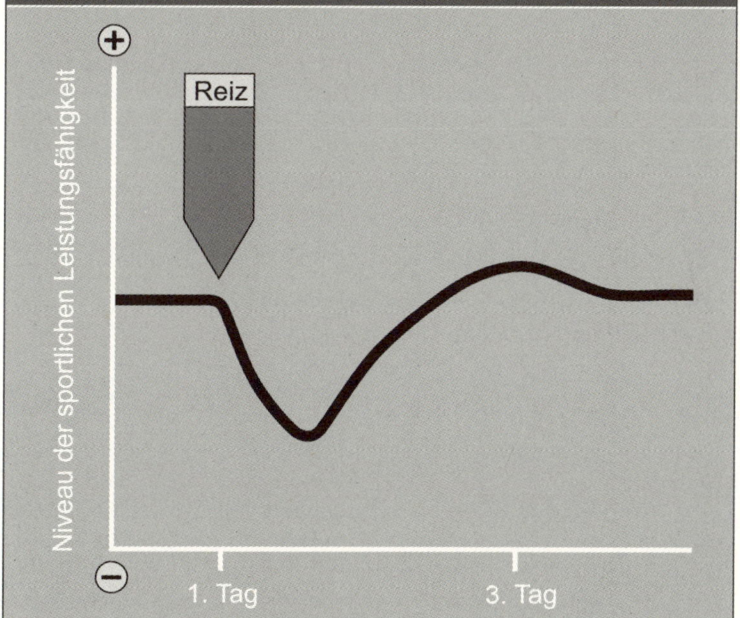

Der jeweils folgende Trainingsreiz muss in der Zeit erfolgen, in der das Leistungsniveau infolge der Superkompensation erhöht ist. Fällt der Folgereiz in die Ermüdung, ist der Erfolg eingeschränkt; bei ständiger Wiederholung droht Übertraining mit negativen Folgen für die Gesundheit. Kommt der nächste Reiz erst nach dem Abklingen der Superkompensation, bleibt der Erfolg ganz aus.

Die Superkompensation erklärt nicht nur, dass es überhaupt einen Zuwachs an Kraft, Muskel- und Knochenmasse gibt. Sie gibt zugleich den Ausschlag für die Trainingshäufigkeit. Wenn wir jeden Tag trainieren, haben die Muskeln keine Zeit, sich vom letzten Trainingsreiz zu erholen. Wir arbeiten dann in die Erschöpfung hinein und werden schwächer. Wenn wir von einem Training zum nächsten zu lange warten, ist die Superkompensation, auf die sich Schritt für Schritt der Erfolg aufbaut, wieder abgeklungen, und unsere Muskeln und Knochen bleiben allenfalls so stark wie zuvor. Bei intensivem Krafttraining an Maschinen ergibt sich daraus eine sinnvolle Trainingshäufigkeit von zwei bis drei Trainingseinheiten pro Woche.

Die Trainingsregeln

Die grundlegenden Regeln für ein wirksames und sicheres Krafttraining sind wissenschaftlich etabliert und werden in den bereits erwähnten Empfehlungen des ACSM übersichtlich zusammengefasst. Für präventives und therapeutisches Krafttraining bei Osteoporose brauchen wir jedoch weitere Regeln. Eine hohe Wirksamkeit muss sich dabei mit guter Verträglichkeit verbinden. Bei ausgeprägter Osteoporose ist Krafttraining einerseits hoch wirksam, es gibt aber auch ausgesprochen gefährliche Übungen, die unter solchen Umständen unbedingt zu vermeiden sind.

Die nachfolgend aufgeführten Regeln sollen Ihnen helfen, die Wirkung Ihres Osteoporose-Trainings zu steigern und unerwünschte Nebenwirkungen zu vermeiden:

- Wegen möglicher Verletzungen durch das Training, aber auch aufgrund der anspruchsvollen Trainingsplanung ist unbedingt eine ausführliche Beratung mit einem qualifizierten Arzt, Sport- oder Physiotherapeuten nötig. Dabei werden individuelle Trainingsschwerpunkte festgelegt, riskante Übungen ausgeschlossen und die Trainingsziele besprochen.

- Durch langsame, ruckfreie Bewegungen, zum Beispiel im Rhythmus 4:2:4, werden Spitzenbelastungen und damit Verletzungen bei Osteoporose weitgehend ausgeschlossen. Bei diesem Rhythmus wird das Trainingsgewicht innerhalb von vier Sekunden angehoben, zwei Sekunden bei maximaler Kontraktion des Muskels gehalten und dann innerhalb von vier Sekunden abgesenkt.

- Angestrebt wird eine deutliche Ermüdung des Muskels bis zu dessen lokaler Erschöpfung, um eine optimale Reaktion zu erzielen. Das Ausmaß der erzielten Superkompensation spielt für den Aufbau von Knochenmasse die gleiche Rolle wie für den Muskelaufbau.

- Die optimale Anspannungszeit liegt beim Osteoporose-Training zwischen 90 und 150 Sekunden; wird diese Zeit überschritten, wählt der Trainierende für das nächste Training ein um maximal 5% höheres Trainingsgewicht.

- Im Training wird der verfügbare, schmerzfreie Bewegungsumfang ausgeschöpft. Dadurch verbessert sich die Beweglichkeit oder bleibt zumindest langfristig erhalten.

- Die Trainingsqualität hat stets Vorrang vor der Intensität. Höhere Trainingsgewichte dürfen die korrekte Durchführung der Übungen nicht beeinträchtigen. Eine fehlerhafte Ausführung der Übungen schmälert den Erfolg und erhöht das Verletzungsrisiko. Deshalb muss bei Osteoporose besonders auf eine hohe Trainingsqualität geachtet werden.

- Angestrebt wird immer ein Ganzkörpertraining mit ausgewogener Belastung der Rumpf-, Ober- und Unterkörpermuskulatur. Sämtliche bei Osteoporose gefährdeten Knochen müssen in das Trainingsprogramm einbezogen werden, sowie alle für die Sturzprophylaxe wichtigen Muskeln.

- Während der Übung darf die Luft nicht angehalten werden. Pressatmung, also die Luft anhalten und die Bauchmuskeln anspannen, erhöht unnötig den Blutdruck und damit die Herz-Kreislauf-Belastung. Die Atmung soll gleichmäßig „fließen".

Risikomanagement

Im ersten Trainingsjahr steht Risikomanagement an vorderster Stelle. Von Biegebelastungen geht in der Regel keine Gefahr aus. Anders sieht es mit Stauchungsbelastungen und starken Beuge- oder Streckbelastungen der Wirbelsäule aus. Durch intensives Training steigt die Muskelkraft innerhalb weniger Monate deutlich an. Die Kräftigung der Knochensubstanz hält mit dieser Dynamik nicht Schritt. Frühestens nach sechs Monaten ist ein Anstieg der Knochendichte mit einer DEXA-Untersuchung nachweisbar. Erst dann können wir mit einer höheren Belastbarkeit der Knochen rechnen. Bei ausgeprägter Osteoporose muss deshalb die Stauchungsbelastung der Wirbelsäule in den ersten sechs bis zwölf Monaten deutlich begrenzt werden. Sonst steigt bei übertriebenem oder falsch verordnetem Training zunächst das Risiko einer trainingsbedingten Verletzung bis hin zu einem Wirbelkörperbruch sogar an. Beuge- und Streckbelastungen der Wirbelsäule werden in der Regel nur bei falscher Übungsausführung gefährlich. Die Trainer müssen also bei Bauchmuskelübungen ganz besonders auf eine korrekte Ausführung achten. Die meisten Übungen an guten Trainingsmaschinen sind auch bei fortgeschrittener Osteoporose völlig harmlos. Das vermutlich häufigste Risiko besteht dann darin, dass aus unbegründeter Angst vor Verletzungen die Übungen zu mild durchgeführt werden und deshalb die Wirkung weit hinter den Möglichkeiten zurückbleibt.

Erfolgskontrolle und Motivation

Die Erfolgskontrolle ist bei einer so bedrohlichen Krankheit wie Osteoporose besonders wichtig. Wie messen wir aber den Erfolg? Letztlich kommt es doch darauf an, wie viele Stürze und vor allem wie viele Knochenbrüche durch gezieltes Krafttraining in Kombination mit weiteren Maßnahmen vermieden werden. Wir können mit den begrenzten Mitteln der ärztlichen Praxis den Erfolg nur an der Verbesserung der Knochendichte festmachen. Dringend nötig ist deshalb die wissenschaftliche Erforschung nicht nur der mittlerweile gut dokumentierten Erfolge der medikamentösen Therapie, sondern vor allem auch der kostengünstigeren und insgesamt „gesünderen" Trainingstherapie. Denn qualifiziertes und gezieltes Krafttraining bietet viele positive Wirkungen: neben dem eindrucksvollen Rückgang der Sturzhäufigkeit nimmt die Knochenfestigkeit zu und sinkt mit hoher Wahrscheinlichkeit die Frakturrate.

Um das Training langfristig durchzuhalten und damit den erzielten Erfolg über Jahre zu konservieren, braucht es Motivation. Viele Patienten mit Osteoporose kennen schwere Krankheitsverläufe in ihren Familien oder im Bekanntenkreis. Sie wollen dem Schicksal, behindert zu sein oder invalide zu werden, entgehen und lassen sich deshalb am Anfang leicht für ein intensives und regelmäßiges Training gewinnen. Um die Motivation aber langfristig zu erhalten, braucht es die Bestätigung durch den Erfolg. Es gehört zu den schönsten Momenten in der täglichen Praxis eines „Trainingsarztes", gemeinsam mit den Patienten das positive Ergebnis aus der DEXA-Messung abzulesen. Die Erfolgsquote eines guten Krafttrainings ist bei Osteoporose sehr hoch, übertrifft häufig die Erwartung des Patienten und erzeugt ungläubiges Staunen bei den behandelnden Ärzten. In den ersten zwei Jahren ist eine Zunahme der Knochendichte zwischen 5 und 15 % zu erwarten. „Non-Responder", also Menschen, die überhaupt nicht auf Krafttraining ansprechen, gibt es nach bisheriger Erfahrung nicht. Diese Aussage gilt aber nur, wenn das Training wie maßgeschneidert auf den Schweregrad des Knochenschwunds und den allgemeinen Gesundheitszustand des Patienten angepasst wird. Kräftige Knochen sind kein „Abfallprodukt" von Krafttraining, sondern Resultat präziser Planung und optimaler Durchführung des Trainings. Erfreulicherweise fallen die Ergebnisse meist umso besser aus, je schlechter die Ausgangslage war. Die meisten Patienten wissen, dass sie sich auf ihrem Erfolg nicht ausruhen können. Setzen sie ihr Krafttraining nicht fort, verschwindet die zuvor gewonnene Knochenmasse, und innerhalb weniger Monate ist der schlechte Ausgangsbefund wieder erreicht.

Langfristiger Erfolg ist nur durch ein intensives Aufbautraining über ein bis zwei Jahre und ein dauerhaftes Erhaltungstraining gesichert. Aufbau- und

Erhaltungstraining unterscheiden sich in der Intensität. Wir haben bereits gesehen, dass eine Reizschwelle überschritten werden muss, um unserem Körper einen Aufbaureiz zu vermitteln. In der Erhaltungsphase gehen wir den Weg in umgekehrter Richtung. Um die mühevoll aufgebaute Masse zu bewahren, genügt ein geringerer Reiz als während der Aufbauarbeit. Wir können Kraft und Muskelmasse mit einer um 10 bis 20% verminderten Trainingsintensität langfristig erhalten. Dabei senken wir bei jeder Übung das Trainingsgewicht um rund 15% und trainieren langfristig zwei bis drei Mal pro Woche. Das Erhaltungstraining ist also deutlich komfortabler als die mühsame Aufbauarbeit.

Für Menschen, die zu Beginn des Trainings nur über wenig Kraft verfügen, tragen Kraftmessungen, sofern sich die Werte verbessern, zur Motivation bei. Wer an Osteoporose leidet, muss solche Messungen zur sorgfältigen Risikoabwägung mit dem Arzt vorbesprechen, da Maximalkrafttests über Stauchungs- und Beuge-/Streckbelastungen ein hohes Frakturrisiko beinhalten können. An der Wirbelsäule sind solche Kraftmessungen deshalb streng verboten.

Bei funktionellen Einschränkungen (Gangstörungen, eingeschränkte Mobilität) sind der „Aufsteh- und Gehtest" oder eine Ganganalyse auch zur Kontrolle des Trainingsverlaufs sinnvoll. Bessere Testergebnisse sprechen für ein vermindertes Sturz- und Frakturrisiko. Bleiben die Testergebnisse nach monatelangem Krafttraining schlecht, muss entweder das Training verbessert oder gemeinsam mit dem Arzt nach bisher unerkannten Ursachen der eingeschränkten Körperfunktionen gefahndet werden. Die Folgen unzureichend behandelter chronischer Erkrankungen können nicht durch Krafttraining kompensiert werden. Ein schlecht eingestellter Diabetes mellitus, eine ausgeprägte Herzmuskelschwäche, eine ungenügend behandelte Herzrhythmusstörung oder auch Arzneinebenwirkungen sind unüberwindbare Hindernisse für ein effektives Krafttraining.

2. Was ein Fitness-Studio leisten kann

Sind Fitness-Studios gefährlich?

Sie kennen den alten Spruch: „Wo gehobelt wird, da fallen Späne" – Erfolg im Training erzielen Sie nur, wenn Sie an Ihre Grenzen gehen. Das kann schon mal zwicken, bei kompetenter Anleitung, guter Übungsausführung und fortschrittlichen Trainingsmaschinen übersteigt der Nutzen die möglichen Risiken weit. Gefährlich ist es unter unseren Lebensbedingungen – nicht zu trainieren. Das gilt auch oder gerade, wenn Sie unter Osteoporose leiden. Noch ein Wort zu den unerwünschten Nebenwirkungen des Trainings: etwa Gelenkblockaden oder Sehnenansatzreizungen wie beim Tennis-Ellbogen, die durch den Trainingsreiz schmerzhaft aktiviert werden. Sie zeigen genau die Schwachstellen in unserem Körper auf und beinhalten bei guter Steuerung des Trainings die Chance, aus den Schwachstellen Ihres Körpers „Starkstellen" zu machen.

Zwei gravierende Mängel hat jedes Training hinter Mauern und Fenstern. Es fehlt das für unseren Geist und unsere Psyche unentbehrliche Naturerlebnis. Und es fehlt das Licht der Sonne. Warum ist das so wichtig? – Die Antwort darauf gibt Ihnen der Gewinner des Nobelpreises für Medizin Albert Szent-Györgyi: „Alles Leben auf der Erde kommt vom Licht der Sonne." Was diese Erkenntnis wirklich bedeutet, hat die Wissenschaft erst kürzlich aufgedeckt. Im Zentrum der Forschungsberichte steht die immense und lange Zeit weit unterschätzte Bedeutung von Vitamin D für unsere Gesundheit. In Kapitel 4 erfahren Sie mehr dazu. Vernachlässigen Sie deshalb nicht, sich auch unter freiem Himmel zu bewegen, nicht unbedingt in der Mittagshitze, aber wenn die Sonne noch hoch am Himmel steht. Sie brauchen das Licht für Ihre Seele und für die Herstellung von Vitamin D in der Haut. Im Fitness-Studio arbeiten Sie an Trainingsmaschinen, 30 bis 40 Minuten zwei bis drei Mal pro Woche reichen wie gesagt dafür aus.

Fitness und Gesundheit

Erfolgreiches Gesundheitstraining verlangt nach einem Plan. Bevor Sie einem Studio beitreten, sollten Sie Ihre gesundheitlichen Problemen und Ihre Erwartungen mit Ihrem Trainer besprechen. Ein gutes Fitness-Studio bietet Ihnen heute eine Vielzahl an Möglichkeiten, Ihre körperliche Fitness zu verbessern. Wenn es um Osteoporose geht, muss Krafttraining an guten Trainingsmaschinen im Mittelpunkt Ihres Übungsprogramms stehen, Koordinations- und Ausdauertraining ergänzen es sinnvoll. Gegen Entspannungsangebote wie Sauna und Massagen ist nichts einzuwenden. Einen spezifischen Nutzen in Bezug auf Prävention und Therapie von Osteoporose bringen diese Maßnahmen nicht. Mit dem im nächsten Abschnitt vorgestellte Fragebogen können Sie sich auf Ihren ersten Besuch im Fitness-Studio vorbereiten.

Um eine effektive Osteoporose-Prävention zu erreichen, brauchen Sie klare Antworten auf Ihre Fragen. Überlassen Sie es also nicht dem Zufall, welchen Nutzen Sie aus den vielen Stunden im Studio ziehen. Denken Sie über Ihre Wünsche nach und legen Sie Ihre Prioritäten fest, zum Schutz vor bzw. Bekämpfung von Osteoporose. Mit dieser „Auftragsliste" suchen Sie dann nach dem passenden Studio.

Anforderung an Ihr Fitness-Studio

Die Qualität von Fitness-Studios hat sich in den letzten Jahren erheblich verbessert. Das gilt für die verfügbaren Trainingsmaschinen ebenso wie für die Betreuung. Andererseits sind die Unterschiede zwischen den Studios weiterhin groß, ebenso wie die Neigung, das Fitness-Angebot ständig an den Zeitgeist anzupassen. „Bloß keine Langeweile", lautet dabei die Devise. Die Qualitätssicherung und die Prüfung des Gesundheitsnutzens hält mit diesem Tempo nicht Schritt. Ich möchte Ihnen eine Anleitung zur Hand geben, mit der Sie ein geeignetes Studio, vor allem im Hinblick auf ein Osteoporose-Training, auswählen können. Je mehr Fragen Ihr persönlicher Trainer mit Ja beantwortet, umso besser ist das Studio für Sie geeignet:

Fitness-Studio-Fragenkatalog für Osteoporose-Patienten

1. Eingangsuntersuchung und Kontrolluntersuchungen	**ja**	**nein**
Gibt es eine Eingangsuntersuchung oder Vorabklärung durch einen Arzt oder einen Physiotherapeuten?	☐	☐
Führt dieser Arzt oder Physiotherapeut regelmäßige Kontrolluntersuchungen durch?	☐	☐
Ist dieser Arzt oder Therapeut bei Problemen ansprechbar?	☐	☐
2. Persönliche Betreuung in der Einführungsphase	**ja**	**nein**
Ist eine persönliche Anleitung bei wenigstens drei Trainings, bei Bedarf auch öfter, vorgesehen?	☐	☐
Gibt es die Möglichkeit für eine Einzelbetreuung (1:1 Anleitung) im Training? (Diese ist, bei fortgeschrittener Osteoporose oder wenn die Bedienung der Maschinen oder die Umsetzung der Trainingsregeln anfangs Schwierigkeiten bereiten, unbedingt notwendig)	☐	☐
Wird die Trainingsqualität regelmäßig, z.B. alle 20 bis 40 Trainings, überprüft? (sinnvoll sind am Anfang kurze Abstände von einer Trainingskontrolle zur nächsten)	☐	☐
Werden die Maschineneinstellungen schriftlich dokumentiert, so dass diese auch bei den folgenden Trainings für die Trainierenden ohne fremde Hilfe nachvollziehbar sind?	☐	☐
Werden in der Einführungsphase die Trainingsprinzipien erklärt, wer macht das, gibt es Hilfsmittel (Merkblätter, Broschüren) für das Verständnis der Trainingsregeln?	☐	☐
Kann ich mich darauf verlassen, dass schädliche Übungen, die eine Knochenverletzung verursachen können, nicht ins Trainingsprogramm kommen?	☐	☐
An wen kann ich mich wenden, wenn es Probleme mit dem Training gibt?		
3. Trainingsmaschinen	**ja**	**nein**
Sind die Trainingsmaschinen so konstruiert, dass gegen einen variablen Widerstand trainiert wird?	☐	☐
Gibt es Einstiegshilfen an den Maschinen, die ein selbständiges Training auch bei Bewegungseinschränkungen einzelner Gelenke erlauben?	☐	☐
Ist eine Erhöhung der Trainingsgewichte in kleinen Schritten möglich?	☐	☐
Gibt es für die Rückenstreckmuskeln eine Maschine, welche diese Muskelgruppe isoliert trainiert (Hip-Lock-System)?	☐	☐
Gibt es Übungen für die Handkraft und für die Unterarmmuskulatur?	☐	☐
4. Vertragsfragen	**ja**	**nein**
Werde ich bei Unverträglichkeit mit einem ärztlichen Attest aus dem Vertrag entbunden?	☐	☐
Deckt der Beitrag über die Vertragslaufzeit sämtliche Kosten ab?	☐	☐

3. Kieser Training® ist mehr als Krafttraining

Präventives Krafttraining und Medizinische Kräftigungstherapie

Die Kunden von Kieser Training sind zwischen 15 und 80 Jahre alt, sie kommen mit unterschiedlichen Zielen und einem ebenso unterschiedlichen Gesundheitszustand. Daraus ergibt sich eine Nachfrage von der leicht erzielbaren Leistungssteigerung bis hin zur Überwindung schwerer Krankheiten. Mit nur einem Angebot lassen sich diese verschiedenen Anforderungen schlecht verwirklichen. Aus diesem Grund unterscheidet Kieser Training zwischen dem Präventiven Krafttraining (PKT) und der Medizinischen Kräftigungstherapie (MKT).

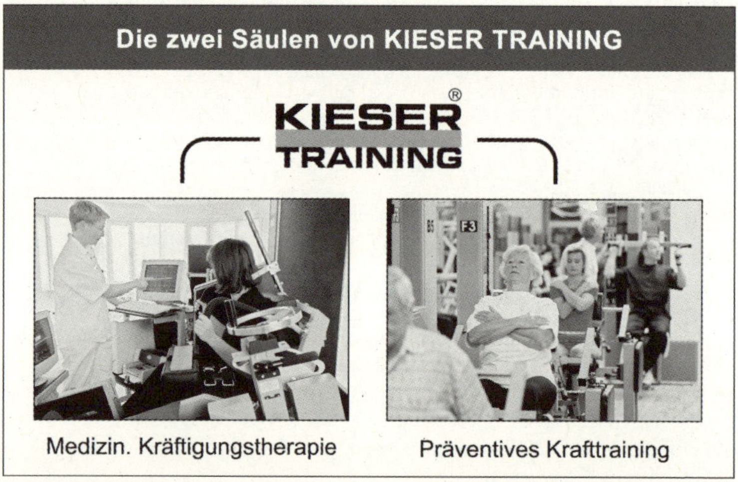

Medizinische Kräftigungstherapie und Präventives Krafttraining im Kieser Training.

Präventives Krafttraining – so lernen Sie „Kiesern“

Nach den Empfehlungen eines auf gesundheitsorientiertes Krafttraining spezialisierten Arztes werden Sie in drei begleiteten Trainings von einem Instruktor in das Training eingeführt. Von der vierten bis neunten Einheit trainieren Sie selbständig, können sich aber jederzeit fachlichen Rat holen.

Beim zehnten Training ist wieder ein Instruktor dabei. Sie lernen in dieser Einführungsphase, wie Sie die Maschinen einstellen, jede Sitzung auf einer Trainingskarte dokumentieren und nach welchen Regeln Sie die Trainingsgewichte steigern. Vor allem aber wird der korrekte Bewegungsablauf geschult. Nach dieser „Lehrzeit" trainieren Sie jeweils nach Ablauf von zwanzig Trainings wieder in Begleitung eines Instruktors. Neben der immer wiederkehrenden Kontrolle der Trainingsqualität wird bei diesen Terminen das Übungsprogramm weiterentwickelt. So bauen Sie innerhalb von ein bis zwei Jahren alle wichtigen Muskeln auf. Das folgende Schema über den Ablauf in den ersten Wochen im Kieser Training erleichtert den Überblick:

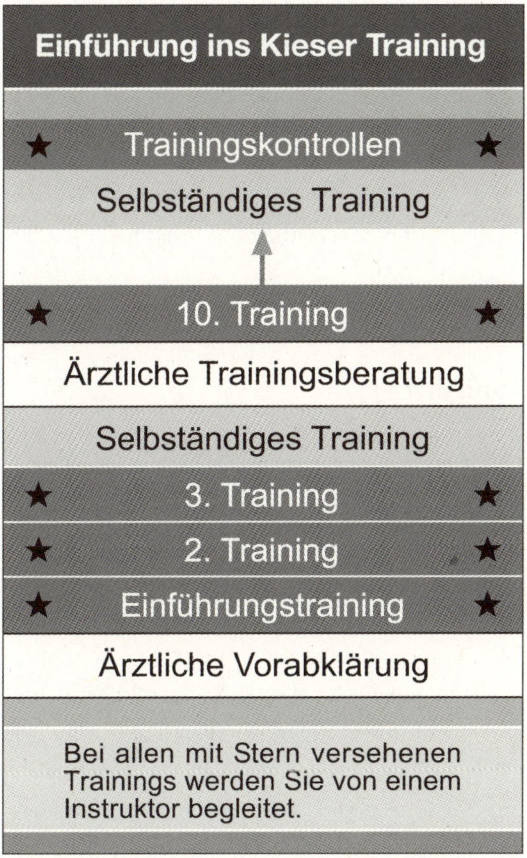

Die hohe Schule des präventiven Krafttrainings

Es ist eine Herausforderung, alle bei Osteoporose wichtigen Trainingsziele auch wirklich zu erreichen. Die Kräftigung sämtlicher gefährdeter Knochen (Schenkelhals, Wirbelsäule, Becken, Schultergürtel und Arme) kennzeichnet einen Aufgabenbereich. Daneben steht die Kräftigung aller Muskeln für die Sturzprophylaxe im Mittelpunkt. Das sind die Muskeln für den festen Faustschluss und ein sicheres Greifen, für das Abstützen mit Armen und Beinen, die Rumpfmuskulatur und nicht zuletzt die Fußhebermuskeln. Es gibt also kaum eine Muskelgruppe, die bei Osteoporose keine Rolle spielt. Deshalb ist die Planung eines Osteoporose-Trainings sehr anspruchsvoll und lässt sich gut in einem Doppelprogramm umsetzen. Zwei Trainingsprogramme mit acht bis zehn Übungen werden aufeinander abgestimmt und abwechselnd trainiert. Sie trainieren zum Beispiel am Montag Programm A, am Mittwoch Programm B und am Samstag wieder Programm A. Ein Doppelprogramm ist nur sinnvoll, wenn das Training regelmäßig zwei bis drei Mal pro Woche durchgeführt wird. Sonst ist die Zeitspanne zwischen den einzelnen Übungen zu groß, und der erwünschte Trainingseffekt bleibt aus.

Aufwand und Ertrag

Es kommt nicht nur auf den messbaren Erfolg an. Wichtig ist auch, wie viel Einsatz dafür zu leisten ist. Wir müssen die Aufbauphase vom langfristigen Erhaltungstraining unterscheiden. Für eine effektive Osteoporose-Prophylaxe ist über einen Zeitraum von mindestens einem Jahr ein regelmäßiges Training zwei bis drei Mal pro Woche sinnvoll. Für die langfristige Erhaltung der Knochenmasse reichen in der Regel ein bis zwei Trainings pro Woche aus. Die genaue Anpassung kann nur durch regelmäßige, anfangs jährliche Knochendichtemessungen erfolgen. Für Ihren Erfolg müssen Sie also in den ersten ein bis zwei Jahren zwei bis drei Mal 40 Minuten reine Trainingszeit pro Woche zuzüglich An- und Abfahrt zum Trainingsort kalkulieren. Später kann die Hälfte dieser Zeit ausreichend sein. Das ist eine sehr gute

Relation von Aufwand und Ertrag. Kräftige Knochen sind das nachweisbare Resultat Ihres Fleißes. Davon spüren Sie nichts, solange Knochenbrüche vermieden werden. In Ihre Ertragsrechnung sollten Sie auch die vielen guten Nebenwirkungen von Krafttraining einbeziehen: eine verbesserte Haltung und eine straffe Figur, eine erhöhte Leistungsfähigkeit im Beruf, im Alltag und beim Sport mit geringerer Verletzungsneigung, Unterstützung bei Gewichtsabnahme und fast immer auch ein schmerzfreier Rücken. Ein starker Körper fühlt sich gut an, fördert durch die vermehrte Produktion von Testosteron das Sexualleben und trägt zu einem ausgeglichenen Seelenleben bei. In einem gesunden Körper wohnt eben doch ein gesunder Geist – zumindest arbeitet er leichter.

In der Kräftigungstherapie gibt es keinen klaren Schnitt zwischen Prophylaxe und Therapie. Das eine geht nahtlos in das andere über. Für die Osteoporose-Prävention ist das präventive Training (PKT) völlig ausreichend. Bei nur leicht reduzierter Knochendichte gehen von dieser Art zu trainieren keine Gefahren aus. Durch die fortschrittlichen Trainingsmaschinen und die relativ hohe Trainingsintensität dürfen Sie sich davon eine hohe Wirksamkeit erwarten, vorausgesetzt dass Sie sich an die Trainingsregeln halten und regelmäßig und langfristig wenigstens zweimal pro Woche trainieren.

Die Medizinische Kräftigungstherapie – bei Osteoporose berät Sie der Arzt

Wenn bereits eine Diagnose von Osteoporose vorliegt oder Sie sich über die Festigkeit Ihrer Knochen im Unklaren sind, sollten Sie mit dem für Ihren Kieser Training-Betrieb zuständigen Arzt einen Termin für eine sogenannte ärztliche Vorabklärung vereinbaren. Dazu bringen Sie aktuelle medizinische Untersuchungsbefunde, Krankenhausberichte und Röntgenbilder mit. Nach gründlicher Bestandsaufnahme beantwortet der Arzt Ihre Fragen, und Sie entscheiden gemeinsam mit dem Arzt über weitere Trainingsmaßnahmen. Nicht nur die richtige Entscheidung zwischen Präventivem

Training und Medizinischer Kräftigungstherapie trägt zum Erfolg bei. Genauso wichtig sind präzise Anweisungen an Instruktoren und Therapeuten hinsichtlich der Auswahl der Trainingsmaschinen, eventueller Modifikationen in der Durchführung einzelner Übungen und der Trainingsintensität. Unter diesen Voraussetzungen ist Kieser Training meist gut verträglich und wirksam.

In der Medizinischen Kräftigungstherapie werden die fortgeschrittene Osteoporose mit erhöhter Frakturneigung, chronische Rückenleiden unterschiedlichster Ursachen und chronische Spannungskopfschmerzen behandelt. Die Medizinische Kräftigungstherapie ist für Osteoporose-Patienten mit stark erhöhtem Frakturrisiko zwingend. Der Grund dafür liegt im Risikomanagement. Die Einzelbetreuung durch einen erfahrenen Therapeuten und die fortschrittliche Technologie der in jedem Kieser Training verfügbaren Therapiemaschinen für das Training der tiefen Rückenmuskeln sichern Erfolg und Verträglichkeit. Umgekehrt können Sie sich aber auch bei einer nur leicht verminderten Knochendichte für die höhere Effektivität der Medizinischen Kräftigungstherapie entscheiden. Die bessere Technik und die optimale Betreuung sind auch in der Prophylaxe die beste Wahl.

Über die Medizinische Kräftigungstherapie erfahren Sie mehr in Teil III dieses Buches.

4. Nahrung für die Knochen

Kalzium und andere Mineralstoffe

Mit Sport und Krafttraining allein bekommen Sie noch keine gesunden Knochen. Ebenso wichtig sind die Baustoffe, vor allem das Kalzium, und die Vitamine, die den Kalziumstoffwechsel regeln. Kinder, Jugendliche, werdende und stillende Mütter sowie Frauen nach der Menopause brauchen besonders viel Kalzium. Bei Erwachsenen liegt der Bedarf zwischen 1.000 und 1.500 mg pro Tag. Kalzium sollte auf mehrere Dosen verteilt werden und nicht zusammen mit Ballaststoffen (Vollkornmüsli, Vollkornbrot, Weizenkleie) eingenommen werden. Geringe Mengen Fett, Laktose (Milch) und Vitamin C fördern die Aufnahme aus dem Darm.

Es müssen aber nicht immer Tabletten sein. Kalzium ist in vielen Nahrungsmitteln enthalten. Eine ausgewogene Ernährung mit reichlich Milchprodukten, frischem Gemüse und Vollkornbrot oder Vollkornmüsli deckt in der Regel den Bedarf. Besonders viel Kalzium ist in Hartkäse enthalten. Ein Stück Parmesan sieht nicht nur aus wie ein Kalkgebirge – es ist eins. Falls Sie Mineralwasser trinken, sollten Sie auf die Inhaltsstoffe achten. Der Kalziumgehalt schwankt zwischen 10 und 600 mg pro Liter. Nur wenn die Kalziumversorgung auf natürlichem Weg nicht gesichert ist, wird der Arzt Kalziumtabletten verschreiben.

Der Kalziumgehalt von Getränken und Nahrungsmitteln alleine sagt noch nichts über den Nutzen. Wenn der Phosphatgehalt zugleich hoch ist, wird Kalzium zu einem großen Teil in einer unlöslichen Verbindung gebunden und ist für den Organismus nicht verfügbar. Phosphate sind vor allem in Wurst- und Fleischwaren, in Fertigprodukten und besonders in Cola enthalten. Wer täglich in größeren Mengen (mehr als eine Dose) Cola trinkt, ruiniert seine Kalziumbilanz.

Ein weiteres Risiko für eine gute Kalziumversorgung ist die Übersäuerung des Körpers durch die Aufnahme säurehaltiger Nahrungsmittel oder von Nahrungsmitteln, die im Stoffwechsel zur Säurebildung führen. Getränke, die Kohlensäure oder Fruchtsäure enthalten, täglich größere Mengen Fleisch und übermäßiger Genuss von Zucker sind die Hauptursachen für Übersäuerung. Die zugeführten oder entstehenden Säuren binden basische Mineralien, wie zum Beispiel Kalzium, und entziehen diese dem Stoffwechsel. Wenn Sie aber täglich (zusätzlich) mehrere Portionen Gemüse und Obst zu sich nehmen, bleibt der Säurebasenhaushalt im Gleichgewicht, und das Kalzium geht nicht verloren.

Vitamin D

Bei den Knochenvitaminen steht das Vitamin D an erster Stelle. Es greift in vielfältiger Weise in den Knochenstoffwechsel ein, steigert die Muskelmasse, reduziert das Sturzrisiko und verbessert die Koordination. Knochen, Muskulatur und Nervensystem sind die Zielorgane dieses besonderen Stoffs. Vitamin D verbessert die Kalziumaufnahme aus dem Darm, reduziert die Kalziumausscheidung über die Nieren, aktiviert die Knochenaufbauzellen (Osteoblasten) und härtet die Knochen durch die Einlagerung von Kalzium und Phosphat in die Knochengrundsubstanz. Ohne eine ausreichende Versorgung mit Kalzium und Vitamin D bleibt auch eine Behandlung mit spezifischen (und teuren) Osteoporose-Medikamenten oft ohne Erfolg.

Vitamine sind lebensnotwenige Substanzen, die mit der Nahrung aufgenommen werden müssen, weil unser Körper sie nicht selbst herstellen kann. Vitamin D jedoch bildet sich durch Sonneneinstrahlung in der Haut und wird, ebenso wie das aus der Nahrung aufgenommene Vitamin D, zuerst in der Leber in die sogenannte Speicher- und Transportform (chemisch: 25-Hydroxy-Cholecalciferol, kurz: 25D3) umgewandelt. Gespeichert wird es in der Leber und vor allem im Fettgewebe. Dieses 25D3 repräsentiert am besten die im Körper verfügbaren Reserven an Vitamin D. Bei Blutuntersuchungen wird nur die Speicherform gemessen. Sind die Speicher gut gefüllt, steht auch immer ausreichend aktives Vitamin D3 zur Verfügung. Dieses entsteht in den Nieren aus 25D3 und wird mit 1,25D3 (chemisch: 1,25-Dihydroxy-Cholecalciferol) bezeichnet. Nur 1,25D3 ist im Stoffwechsel aktiv. Chemisch gehört es, wie Kortison, zu den Steroidhormonen. Vitamin D ist also gar kein Vitamin – es ist ein Hormon, das in viele Stoffwechselprozesse eingreift. Vitamin-D-Mangel im Säuglings- und Kleinkindalter führt zur Rachitis. Die heute übliche Zufuhr von Vitamin D in den ersten Lebensjahren verhindert diese Krankheit zuverlässig. Im späteren Kindesalter und in der Jugend reicht die Bildung von Vitamin D in der Haut aus, wenn sich die jungen Menschen genügend an der frischen Luft bewegen. Eine unbewegte Lebensführung in überwiegend geschlossenen Räumen verhindert auch bei jungen Menschen eine ausreichende Vitamin-D-Versorgung.

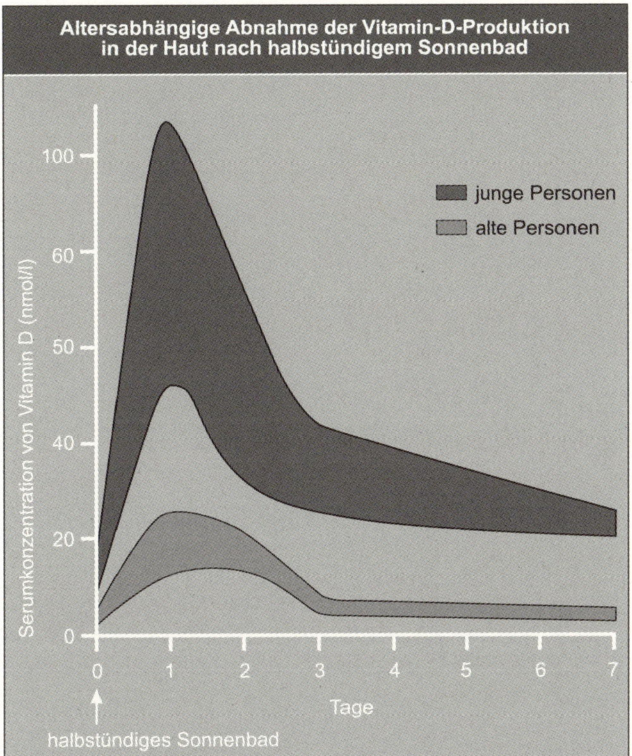

Der Effekt eines einmaligen, halbstündigen Sonnenbades auf die Vitamin-D-Produktion ist bei jüngeren Personen wesentlich stärker als bei älteren, hält aber, unabhängig vom Alter, nur 2-3 Tage an.

Quelle: Bartl, R.: Osteoporose. Prävention-Diagnostik-Therapie. Stuttgart-New York 2008

Nur von der Kindheit bis ins frühe Erwachsenenalter wird durch regelmäßige Sonnenbestrahlung genügend Vitamin D in der Haut gebildet.

Jenseits von 50, spätestens aber ab dem 70. Lebensjahr, ist die Vitamin-D-Bildung in der Haut so gering, dass selbst ausgedehnte Sonnenbäder keine ausreichende Versorgung garantieren. Deshalb wird Frauen ab dem 50. Lebensjahr mit erhöhtem Osteoporose-Risiko von ärztlicher Seite die Zufuhr von 1.000 I.E. Vitamin D und 1.000-1.500 mg Kalzium geraten. Vitamin D wird meist in Internationalen Einheiten, abgekürzt I.E., angegeben. 1.000 I.E. entsprechen 25 μg (Mikrogramm). Bei älteren Menschen ist Vitamin D generell sinnvoll, selbst wenn keine Osteoporose diagnostiziert wurde, da es nicht nur die Knochengesundheit fördert, sondern auch das Nervensystem und die Muskulatur positiv beeinflusst.

Aktuelle Forschungsergebnisse lassen Vitamin D in einem neuen Licht erscheinen. Es nimmt nicht nur auf Knochen, Muskeln und Nerven Einfluss, sondern auf unsere gesamte Gesundheit. Die Wirkungsweise ist vielfältig und noch nicht vollständig erforscht.

Der heutige Stand des Wissens verzeichnet folgende Fakten:

- Die aktuelle Empfehlung der Deutschen Gesellschaft für Ernährung (DGE) liegt mit einer täglichen Zufuhr von 200 I.E. Vitamin D für Kinder und gesunde Erwachsene und 400 I.E. für Erwachsene über 60 viel zu niedrig. In dieser Empfehlung wurden die neuen Forschungserkenntnisse noch nicht berücksichtigt.

- Die üblicherweise angegebenen Normwerte für die Speicherform von Vitamin D (25D3) sind viel zu niedrig angesetzt. Als normal gelten Werte zwischen 20 und 60 ng/ml, ein leichter Mangel wird bei Werten zwischen 10 und 20 ng/ml angenommen, und erst Werte unter 10 ng/ml gelten als pathologisch.

- Nach neuen Forschungsergebnissen sind aber Werte über 30 ng/ml (75 nmol/l) anzustreben, möglicherweise ist eine optimale Versorgung erst bei Werten zwischen 40 bis 60 ng/ml (100 bis 150 nmol/l) gegeben.

- Selbst bei deutlicher Überdosierung wurden im Praxisalltag bisher keine schwerwiegenden Nebenwirkungen einer Vitamin-D-Behandlung festgestellt, obwohl es sich um ein fettlösliches, also speicherbares Vitamin handelt.

Weitere Vitamine für gesunde Knochen

In üblichen Tagesdosen werden die Vitamine C (500 mg pro Tag) und Vitamin K (100-300 I.E.) ergänzt. Ein Vitamin-B12-Mangel sollte vom Arzt ausgeschlossen oder gegebenenfalls gezielt behandelt werden.

5. „Ich rauche gern" – den Lebensstil prüfen

Rauchen Sie wirklich gern? Und gilt das auch für die dritte und vierte Zigarette in Folge? Rauchen verdoppelt das Knochenbruchrisiko bei Osteoporose. Starke Raucherinnen verfügen in der Menopause über 10% weniger Knochenmasse als Nichtraucherinnen. Außerdem wirken Medikamente bei Rauchern schlechter. Vollkommen tabu ist Rauchen in Kombination mit einer Hormonbehandlung. Die Risiken der Hormontherapie in Bezug auf Thrombosen werden durch Rauchen drastisch gesteigert. Die meisten Menschen rauchen nicht gerne. Sie können es einfach nicht lassen, weil Rauchen eine Suchtkrankheit ist, die wie alle anderen Suchtkrankheiten behandelt werden muss. Ohne eigene Motivation gelingt das nicht. An dieser Motivation sollten Sie arbeiten, denn als Nichtraucher gewinnen Sie, über den Erfolg bei Osteoporose hinaus, ein großes Stück Lebensqualität. Das ist kein Angriff auf Ihre Lebensfreude. Die Freude am Leben wird starken Rauchern viel eher durch nachlassende Potenz, chronischen Atemwegserkrankungen und weitere Erkrankungen mit eingeschränkter Lebensqualität und verkürzter Lebenserwartung genommen.

6. Osteoporose und Sport

Ein gefährlicher Irrtum

Nicht nur riskante Sportarten bergen Gefahren bei Osteoporose. Die größte Gefahr geht nach meiner Einschätzung von falschen Erwartungen aus. Keine Sportart, intensives Sportklettern vielleicht ausgenommen, bietet Schutz vor Osteoporose. Ausreichende Biegebelastung, die der Knochen braucht, um vermehrt Grundsubstanz zu bilden und diese durch die Einlagerung von Mineralien zu härten, fehlen entweder ganz oder kommen nur an einzelnen Knochen oder sogar nur in Teilen von Knochen zum Tragen. Die Empfehlung vieler Ärzte, man müsse sich zum Schutz vor Osteoporose nur genügend an der frischen Luft bewegen, ist deshalb gefährlich. Wertvolle Zeit wird vertan, die man mit wirksamen Maßnahmen hätte nutzen können.

Trotzdem sind Sport und Bewegung an der frischen Luft sinnvoll und notwendig. Der Stoffwechsel wird aktiviert, die Gang- und Trittsicherheit steigt, der Vitamin-D-Haushalt profitiert, und nicht zuletzt bringt jeder Schritt in der freien Natur ein Stück Lebensfreude und wirkt Depressionen entgegen. Sport oder wenigstens reichlich Bewegung in der Natur sind eine Grundlage für körperliche und seelische Gesundheit. Zur Prävention oder zur Therapie von Osteoporose reicht „Bewegung“ nicht aus.

Bei leicht verminderter Knochendichte ist das Risiko für einen Knochenbruch bei den meisten Sportarten kaum erhöht. Zu bedenken bleibt aber, dass es keinen Schwellenwert gibt, unter dem das Frakturrisiko gleich null ist. Mit abnehmender Knochendichte steigt das Risiko für Sprunggelenksfrakturen, handgelenksnahe Unterarmfrakturen, Oberarm- und Schulterfrakturen, Beckenfrakturen sowie Oberschenkelhalsfrakturen und schließlich Wirbelkörperbrüche. Ausgelöst werden diese Knochenbrüche durch das Umknicken im Sprunggelenk, durch Stürze oder heftige Stauchungen. So kann ein ungebremster Sturz auf das Gesäß nicht nur zu einer Beckenfraktur, sondern auch zum Einbruch von Lendenwirbelkörpern führen. Bei fortgeschrittener Osteoporose sind es aber häufig nur geringfügige äußere Einwirkungen, die zu einer Knochenverletzung führen. Es braucht also gar keine sportlichen Aktivitäten, um sich bei Osteoporose eine schwere Verletzung des Knochengerüsts zuzuziehen.

Sportarten mit intensiver Beanspruchung möglichst vieler Muskelgruppen und ohne Sturzrisiko eignen sich bei Osteoporose besonders. Unbedingt zu bevorzugen sind Aktivitäten unter freiem Himmel, am besten wenn die Sonne scheint. Je nach Schweregrad der Osteoporose sollten Sportarten mit erhöhter Sturzgefahr und solche mit Stauchungsbelastungen der Wirbelsäule vermieden werden. Schwimmen ist bei Osteoporose nicht verboten. Es besteht keinerlei Verletzungsgefahr, und die üblichen Schwimmzeiten gehen gewiss nicht mit einer Abnahme der Knochenfestigkeit einher.

Geeignete Sportarten

Besonders geeignet sind rasches Gehen, wegen des guten Trainingseffektes und gleichzeitiger Schonung der Gelenke vor allem bergauf, Bergwandern in sicherem Gelände, Nordic Walking, Radfahren und Golf. Bei leichter Osteoporose ist auch gegen das Joggen nichts einzuwenden. Gute Laufschuhe und ein ebener, aber weicher Untergrund vermindern die Gelenksbelastung und senken zugleich das Sturzrisiko.

Ungeeignete Sportarten

Alle Sportarten mit hoher Sturzgefahr, beginnend bei der keinesfalls harmlosen Umknickneigung in den Sprunggelenken, werden mit zunehmendem Verlust an Knochenfestigkeit immer gefährlicher. Das gilt für Tennis, Squash, Badminton, Basketball, Handball, Volleyball und Fußball. Bezüglich der vielen hier nicht genannten Sportarten lassen Sie sich am besten von einem erfahrenen Sportmediziner beraten.

Extremsportler mit Untergewicht sind Osteoporose-Kandidaten

Langstreckenläufer und andere Ausdauersportler mit sehr umfangreichen Trainingsprogrammen ziehen aus ihrem Training nicht nur keinen Nutzen für die Knochengesundheit. Diese Art von Training kann ohne weitere Risikofaktoren zu einer schweren Osteoporose führen. Ein Grund dafür liegt in der Energieversorgung. Sind die Kohlenhydratreserven (Zucker und Glykogen als Speicherform von Kohlenhydraten) aufgebraucht wird noch vor den bei Ausdauersportlern ohnehin geringen Fettdepots das Muskeleiweiß als Energiequelle herangezogen. Mit dem Muskelschwund geht ein Verlust von Knochenmasse einher. Ein besonders hohes Risiko haben

Hochleistungssportlerinnen. Intensives Training, extreme Diäten und der damit einhergehende Gewichtsverlust stören die Bildung von Östrogen. Unregelmäßigkeiten in der Periodenblutung bis hin zum Ausbleiben der Monatsblutung sind die Folgen. Damit entfällt die positive Wirkung des weiblichen Geschlechtshormons auf die Knochensubstanz.

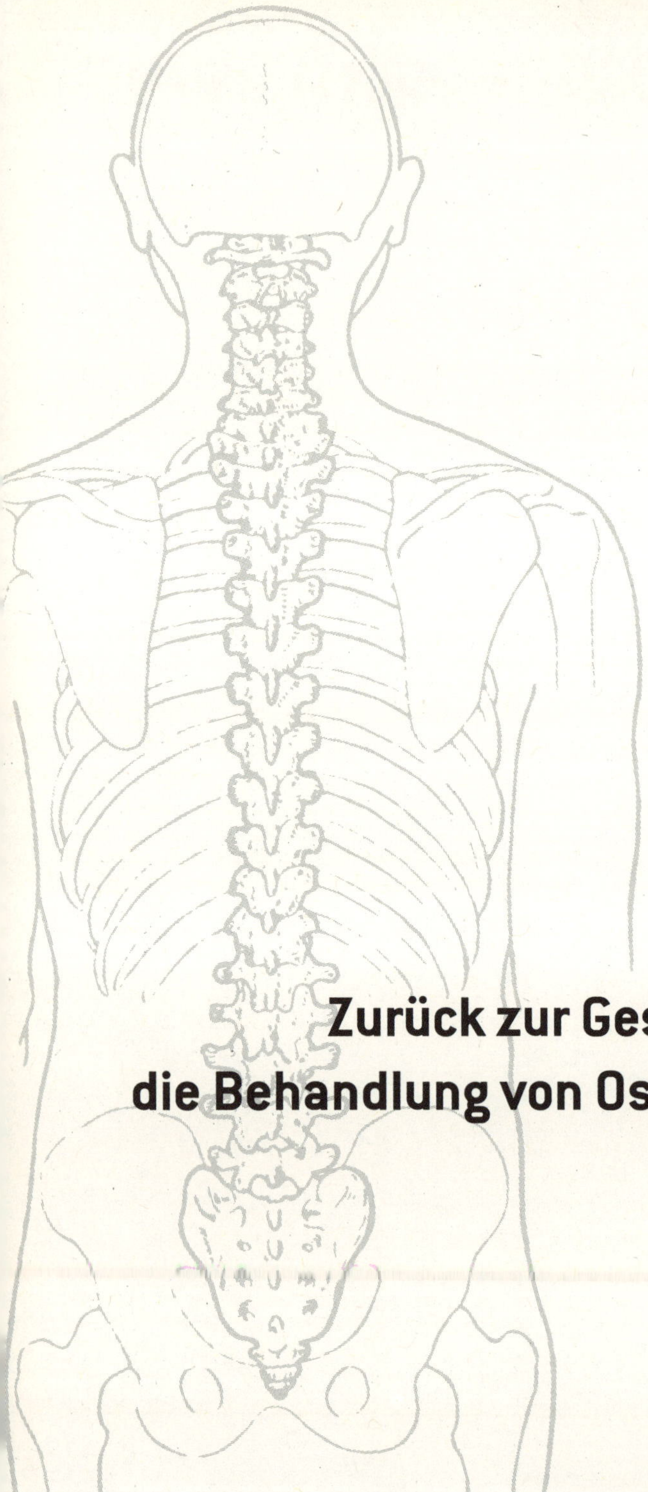

Teil Drei

Zurück zur Gesundheit – die Behandlung von Osteoporose

1. Die Osteoporose-Sprechstunde

Therapiefreiheit oder Leitlinienmedizin?

Die sogenannte ärztliche Therapiefreiheit ist eine heilige Kuh. Sie wird von der Ärzteschaft vehement verteidigt und das zum Teil auch gut begründet. Wer will schon eine „Staatsmedizin", in der von Bürokraten vorgeschrieben wird, wie Ärztinnen und Ärzte ihre Patienten zu behandeln haben? Diese Freiheit hat aber auch eine Kehrseite. Unterlassene, unzureichende oder falsche Maßnahmen sind dadurch nicht auszuschließen. Qualitätssicherung in der Medizin steht nicht im Widerspruch zu Therapiefreiheit und ist immer zu fordern, wenn die Kosten von der Gemeinschaft der Versicherten getragen werden. Aber auch ein Selbstzahler hat Anspruch darauf, dass die vorgeschlagenen Maßnahmen hinsichtlich Verträglichkeit und Wirksamkeit geprüft sind.

Ein bewährtes Instrument zur Sicherung der Qualität in Diagnostik und Therapie sind Leitlinien. Diese werden in der Zusammenarbeit von einer meist großen Zahl von Experten entwickelt und in festgelegten Zeitabschnitten dem aktuellen Stand der Forschung angepasst. Doch auch dieses Verfahren schützt nicht vor Fehlentwicklungen. Am Beispiel Osteoporose ist das besonders deutlich nachvollziehbar. Noch im Jahr 2006 enthielten die damals aktualisierten Leitlinien Empfehlungen zur Physio- und Bewegungstherapie, die den damaligen Kenntnisstand nicht widerspiegelten. Innerhalb von nur zwei Jahren wurde dieses Defizit korrigiert. Heute beschreiben die Leitlinien ein völlig anderes Bild vom Nutzen einer intensiven Bewegungstherapie. Leitlinien sind also lernfähig. Wir sollten sie in der gesamten Medizin vermehrt nutzen, um Wirkung und Verträglichkeit von Therapiemaßnahmen, sowie die Effizienz diagnostischer Maßnahmen zu optimieren.

Die Ärzteschaft erfüllt in der Diagnostik und Therapie von Osteoporose die Forderung nach einer Leitlinienorientierung derzeit nicht. Osteoporose wird als Krankheit vielfach nicht ernst genommen, unzureichend oder überhaupt nicht abgeklärt und halbherzig behandelt. Körperlich aktivierende Maßnahmen werden nur am Rande erwähnt und nicht im notwendigen

Maße hinsichtlich Fraktur- und Sturzprophylaxe differenziert. Sie müssen also selbst dafür sorgen, dass Ihr behandelnder Arzt Ihre Gesundheitsrisiken ernst nimmt.

Das Bündnis mit dem Arzt

Die Risikofaktoren, die zum Entstehen von Osteoporose beitragen, und die Risiken, die später aus dieser Krankheit erwachsen, werden unterschätzt. Sie sind vielfältig und oft schwer durchschaubar. Eine richtige Risikobeurteilung ist für Sie und für Ihren Arzt eine schwierige Aufgabe. Sie sollten es nicht dem Zufall überlassen, ob eine Osteoporose rechtzeitig erkannt wird, ob im Lauf des Lebens unbemerkt neue Risiken dazukommen und Prävention wie auch Therapie dem Stand der Wissenschaft und den bisher gesammelten Erfahrungen entsprechen. Sprechen Sie deshalb Ihren Arzt aktiv an. Fragen Sie nach Ihrem persönlichen Risiko und nach den notwendigen Maßnahmen. Es sollte durch das Gespräch ein Bündnis entstehen – zwischen Arzt und Patient - für starke Knochen. Wenn das mit Ihrem Arzt nicht gelingt, empfehle ich Ihnen, einen Osteologen (Knochenspezialisten) um Rat zu fragen.

Angst ist eine schlechte Beraterin

Medikamente, die Ihre Knochen schädigen können, haben wir zum Teil schon besprochen, weitere finden Sie im Anhang. Im Folgenden geht es um die Medikamente, die Ihre Knochen stabiler und belastbarer machen. Kalzium und Vitamin D akzeptieren die meisten Erkrankten und nehmen es mehr oder weniger regelmäßig ein. Nehmen sie es aber auch in der verordneten Dosis ein? 1.000 mg Kalzium oder eine entsprechende Zufuhr über die Nahrung und wenigstens 1.000 I.E. Vitamin D sind dringend zu empfehlen. Sehr oft werden diese Mittel in zu geringer Dosierung oder unregelmäßig verabreicht. Die erwünschte Wirkung ist dann nicht mehr gesichert. Eine Überdosierung lässt sich bei den üblicherweise verordneten Mengen ausschließen. Es ist einfach unvernünftig, einerseits ein Medikament zu akzeptieren, dieses aber andererseits nicht so einzunehmen, wie es vom Arzt mit guten Gründen verordnet wurde. Dann kann man es gleich weglassen.

Schwieriger ist die Situation bei den spezifischen Osteoporose-Medikamenten. Am häufigsten werden Bisphosphonate (beispielsweise Alendronat, Risedronat, Ibandronat) verordnet. Sie haben, wie die meisten modernen Medikamente, einen langen Beipackzettel. Es gibt tatsächlich Unverträglichkeiten (Sodbrennen, Verdauungsstörungen), die Sie mit Ihrem Arzt besprechen sollten, statt die Mittel abzusetzen bzw. auf die Einnahme zu verzichten. Schwerwiegende Nebenwirkungen wurden bei den oben genannten modernen Bisphosphonaten in wissenschaftlichen Untersuchungen bisher sehr selten festgestellt. Mögliche Komplikationen einer medikamentösen Therapie sind dadurch nicht hundertprozentig ausgeschlossen. Wichtig ist aber eine vernünftige Abschätzung zwischen den Risiken der Krankheit und denen, die durch die Behandlung entstehen. Etwa 70.000 Menschen erleiden in Deutschland jedes Jahr neue Wirbelkörperfrakturen. In der gleichen Zeit treten zirka 130.000 neue Oberschenkelhalsfrakturen auf. Etwa 15 % der betroffenen Patienten sterben daran, das sind fast 20.000 Menschen in einem Jahr. Bisher wurde kein einziger Todesfall durch eine Behandlung mit Osteoporose-Medikamenten dokumentiert. Angesichts dieser Zahlen zeigt sich die Behauptung gerechtfertigt, dass Osteoporose sehr viel gefährlicher ist als jedes Medikament, das für die Knochengesundheit verordnet wird. Wenn Sie ein Medikament nicht vertragen, müssen Sie das natürlich mit Ihrem Arzt besprechen. In der Regel findet er ein Mittel mit ähnlicher Wirkung und guter Verträglichkeit. Gerade bei der Behandlung schwerer Erkrankungen ist eine vertrauensvolle Zusammenarbeit zwischen Arzt und Patient Voraussetzung für den Erfolg.

Bloß nicht stürzen!

Für Menschen, die an Osteoporose leiden, ist es wichtig, Stürze zu vermeiden. Die nachfolgenden Ratschläge dienen zur Überprüfung Ihrer Lebenssituation und zur Verbesserung der Sicherheit.

- Trainieren Sie Ihre Kraft und Ihre Ausdauer, denn mangelnde Fitness ist die häufigste Ursache für Stürze.

- Trainieren Sie Ihren Gleichgewichtssinn durch Koordinationsübungen. Solche Übungen lernen Sie bei Physiotherapeuten. Noch mehr können Sie profitieren, wenn Sie regelmäßig Tai Chi machen. Tai Chi ist eine im Kaiserreich China entwickelte Kampfkunst, die sich zu einer umfassenden Bewegungslehre entwickelt hat. Der Nutzen in der Sturzvorbeugung ist wissenschaftlich gesichert. Tai Chi bedarf allerdings einer intensiven Anleitung und muss jahrelang möglichst täglich geübt werden.

- Trainieren Sie nicht nur Ihren Körper sondern auch Ihren Geist und nehmen Sie aktiv am sozialen Leben teil. Geistiger Abbau, Einsamkeit, Niedergeschlagenheit und Depression erhöhen das Sturzrisiko und vermindern die Lebensqualität. Sprechen Sie mit Ihrem Arzt, wenn Sie ein Nachlassen der geistigen Fähigkeiten bemerken oder häufig niedergeschlagen sind.

- Sprechen Sie mit Ihrem Arzt regelmäßig über die verordneten Medikamente. Manche Medikamente erhöhen das Sturzrisiko deutlich, vor allem wenn sie in zu hoher Dosierung eingenommen werden. Setzen Sie Medikamente nie eigenmächtig ab sondern immer im Gespräch mit dem Arzt. Besonders riskant sind Schlafmittel, Beruhigungsmittel, Psychopharmaka und Mittel gegen Bluthochdruck.

- Trinken Sie ausreichend. Das Gehirn muss gut durchblutet werden, wenn es funktionieren soll. Eine Voraussetzung dafür ist die Versorgung des Kreislaufs mit genügend Flüssigkeit. Auf das Durstgefühl können wir uns nicht verlassen. Sie sollten sich schon morgens die Trinkmenge bereitstellen, die Sie tagsüber trinken wollen. Empfohlen werden, je nach körperlicher Aktivität und Klima, zwischen 1,5 und 3 Litern pro Tag.

- Schlechtes Sehen gehört zu den häufigsten Sturzursachen – vor allem bei schlechter Beleuchtung. Machen Sie deshalb nachts das Licht an, wenn Sie zur Toilette gehen. Beim Treppensteigen kann die falsche Brille oder eine Gleitsichtbrille rasch zu einem Fehltritt führen. Sie sollten deshalb regelmäßig zum Augenarzt gehen und Ihre Brille überprüfen lassen. Falls Sie an grauem Star leiden, kann eine Operation zur Sturzprophylaxe beitragen.

- Wenn Ihnen der Arzt Gehhilfen (Gehstock, Gehwagen) verordnet hat, sollten Sie diese auch benutzen. Nachlässigkeit oder falsche Scham hat schon zu vielen Knochenbrüchen geführt. Besonders wichtig sind Gehilfen bei schlechtem Wetter. Im Winter sollten Sie bei glatter Straße nur mit Schuhen auf die Straße gehen, die eine Rutschsicherung (z.B. Spikes) haben. Dieser Aufwand lohnt sich.

- Beseitigen Sie häusliche Stolperfallen wie Teppichkanten oder auf dem Boden liegende Gegenstände. Wenn das nicht geht, müssen Sie besonders achtsam sein und sollten zum Beispiel Geländer an Treppen anbringen lassen. Der Handlauf auf der Innenseite einer Wendeltreppe reicht nicht aus, da die Stufen innen viel schmaler sind als außen. Dort, wo Sie gehen, muss ein Handlauf sein!

Die Grundversorgung mit Vitaminen und Mineralien

Der Bedarf an Knochenmineralien, Vitamin D und anderen Vitaminen ist in der Therapie von Osteoporose anders als in der Prophylaxe. Einzelheiten haben Sie bereits im vierten Kapitel von Teil II dieses Buches erfahren. Wenn über diese Basisversorgung hinaus spezifische Maßnahmen nötig werden, ist folgende Erfahrung von besonderer Bedeutung: Bleibt die Wirkung von zum Beispiel Bisphosphonaten hinter der Erwartung zurück, dann liegt das oft an der mangelhaften Versorgung mit Kalzium und Vitamin D. Diese Stoffe haben nicht nur eine Eigenwirkung, sie sind auch Voraussetzung dafür, dass spezifische Medikamente wirksam werden.

Medikamentös oder krankheitsbedingte Osteoporose

Wie bereits erwähnt kann Osteoporose auch durch andere Erkrankungen oder Medikamente verursacht werden. Im Anhang finden Sie eine erweiterte Liste dieser Krankheiten und Medikamente. Wichtig für Ihren Erfolg in Prophylaxe und Therapie ist die Sorgfalt, mit der Ihr Arzt nach Krankheiten oder Medikamenten fahndet, die als Knochenräuber bekannt sind. Wenn die Ursachen für den Verlust der Knochensubstanz beseitigt werden, sind weitere Maßnahmen oft überflüssig. Diese sogenannten sekundären Osteoporosen machen nur einen kleinen Teil der Erkrankungen aus. Andererseits gibt es nicht selten Übergangsformen. So kann sich zum Beispiel eine primäre Osteoporose nach dem Klimakriterium durch eine länger dauernde Kortisonbehandlung oder durch eine Schilddrüsenüberfunktion verschlimmern.

2. Medizinische Kräftigungstherapie (MKT)

Was ist MKT?

Medizinische Kräftigungstherapie ist eine speziell für chronische Nacken- und Rückenleiden entwickelte Form der Kräftigungstherapie. Die Maschinen für die Hals- und Lendenwirbelsäule wurden in Zusammenarbeit mit der Universität von Florida[15] entwickelt. Sie werden als Diagnose- und Therapiemaschinen bezeichnet. Als Diagnosemaschinen sind sie qualifiziert, weil damit Bewegungseinschränkungen, ein vermindertes Kraftniveau und

15) Center for Exercise Science der Universität von Florida

krankhafte Abweichungen von der natürlichen Kraftkurve festgestellt werden können. Insgesamt geben die ermittelten Befunde Auskunft über die Beweglichkeit und über die muskuläre Fähigkeit, die Wirbelsäule für die Anforderungen alltäglicher Belastungen zu stabilisieren. Die Stabilität der Wirbelsäule ist für die Gesundheit so wichtig, weil dadurch die Nervenleitungen im Rückenmark geschützt werden. Als Therapiemaschinen unterscheiden sie sich von den Maschinen im Präventiven Training durch eine noch höhere Wirksamkeit bei verbesserter Verträglichkeit. Diese Optimierung ist einer Reihe von technischen Maßnahmen zu verdanken, die nachfolgend unter „Anforderungen an Therapiemaschinen" beschrieben werden.

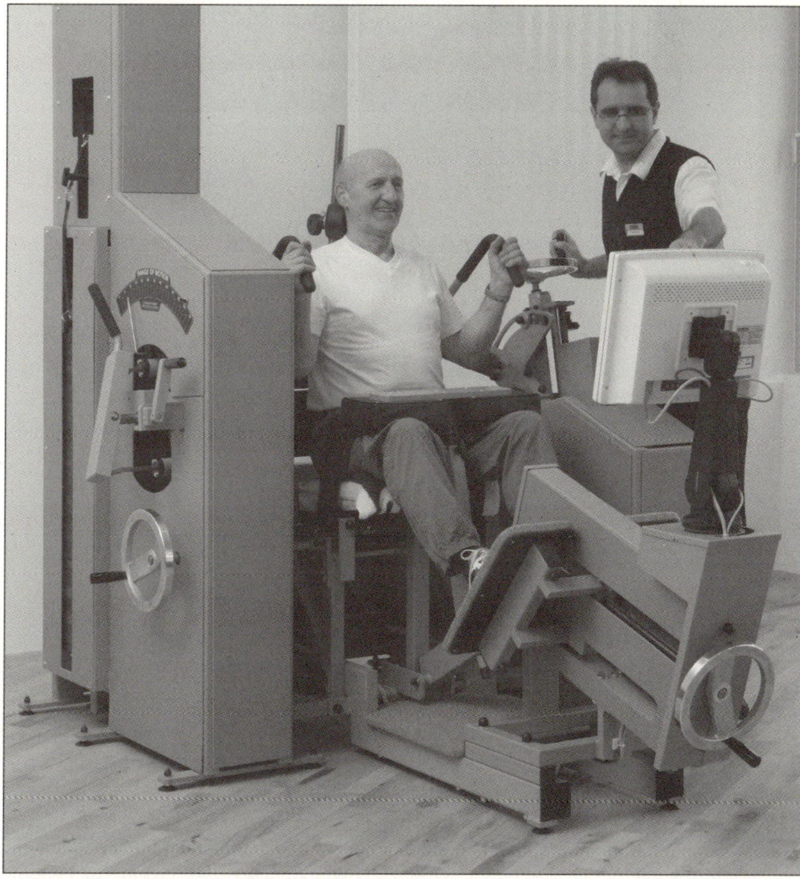

MedX-LE: Therapiemaschine für die Lendenwirbelsäule

Der Ablauf einer MKT

Die Medizinische Kräftigungstherapie beginnt immer mit einer umfangreichen ärztlichen Erstuntersuchung. Bei dieser Bestandsaufnahme nimmt sich der Arzt mindestens 30 Minuten Zeit, um alle wichtigen Details der Vorgeschichte zu erfassen. Dann folgen bei fortgeschrittener Osteoporose 18 bis 25 Therapiesitzungen. Die zum Beispiel bei Bandscheibenleiden üblichen sogenannten Rückenanalysen (Maximalkrafttests der Rückenstreckmuskulatur) sind bei Osteoporose wegen des Risikos von Wirbelkörperfrakturen strikt verboten.

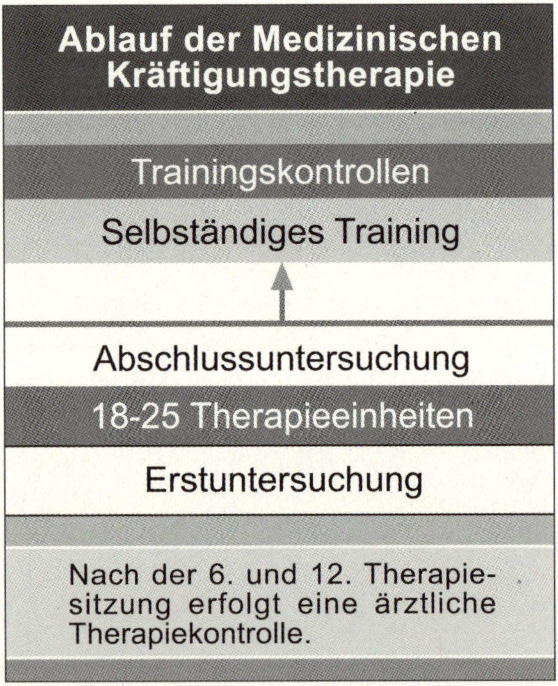

Der Bewegungsablauf ist exakt vorgegeben: Das Rückenpolster wird in der MedX-LE innerhalb von vier Sekunden nach hinten gedrückt, bis sich die Lendenwirbelsäule voll aufgerichtet hat, dort zwei Sekunden gehalten (isometrische Phase) und innerhalb von sechs Sekunden wieder in die Ausgangsposition zurückgeführt. Dieser Zyklus wiederholt sich innerhalb einer

Zeitspanne von 90 bis 180 Sekunden bis zur tiefen Ermüdung der trainierten Muskeln. Wird die obere Grenze überschritten, steigert der Therapeut das Trainingsgewicht für die nächste Therapiesitzung um maximal fünf Prozent.

Die Kernübungen an den Therapiemaschinen werden in einem „Ergänzungsprogramm“ durch weitere wichtige Übungen an den Trainingsmaschinen im Kieser Training erweitert. Erfahrene Therapeuten sorgen durch die Einzelbetreuung auch hier für eine korrekte Ausführung der Übungen. Die Auswahl dieser Übungen muss bei Osteoporose besonders sorgfältig getroffen werden, da gleichzeitig mehrere Ziele zu erreichen sind:

- Knochenfestigung
- Rundrücken-Prophylaxe
- Sturzprophylaxe
- Frakturprophylaxe

Die „Ergänzungsübungen“ sind also genauso wichtig wie die Übungen in den Therapiemaschinen. Zur Knochenfestigung und Frakturprophylaxe müssen alle Muskeln bearbeitet werden, die ihre Ursprünge und Ansätze an bruchgefährdeten Knochen haben. Krafttraining wirkt nur lokal, also dort wo die Knochen Biege- und Zugbelastungen ausgesetzt sind. Im Ergänzungsprogramm müssen deshalb Unter- und Oberarme, die Knochen der Schulterregion, die gesamte Wirbelsäule, die Beckenknochen, so wie Ober- und Unterschenkelknochen berücksichtigt werden. Zusätzlich benötigen wir Übungen für die Stabilisierung des Rumpfes und die Aufrichtung von Rücken- und Schultergürtel, um dem drohenden Osteoporose-Buckel entgegen zu wirken.

Da ein Therapieprogramm nicht mehr als 10 bis 12 Übungen enthalten sollte, ist bei Osteoporose das Training mit Doppelprogramm zu empfehlen. Dabei arbeiten die Patienten mit zwei gut aufeinander abgestimmten Programmen bestehend aus jeweils 8 bis 10 Übungen, die abwechselnd trainiert werden. Also am Montag zum Beispiel Programm A, am Mittwoch Programm B, am Samstag wieder Programm A. Diese Form des Trainings ist nur sinnvoll, wenn regelmäßig zwei bis drei Einheiten pro Woche stattfinden, da sonst die Abstände zwischen den gleichen Übungen zu groß werden.

Die optimale Trainingsfrequenz (Anzahl der Trainings pro Woche) ist bei Osteoporose noch nicht wissenschaftlich erwiesen. Bei hoher Trainingsintensität (hohe Trainingsgewichte) hat Kieser Training mit zwei Trainingseinheiten pro Woche gute Erfahrungen gesammelt. Dennoch sind im ersten Jahr drei Trainingseinheiten pro Woche zu empfehlen. Das hat zwei Gründe: Bei fortgeschrittener Osteoporose beginnt das Training aus Sicherheitsgründen immer mit einer niedrigen Intensität. Je niedriger die Intensität, desto häufiger sollte ein Trainingsreiz gesetzt werden, um eine gute Wirkung zu erzeugen. Mit zunehmendem Trainingsfortschritt steigt die Intensität langsam an und das Knochengerüst wird belastbarer. Der zweite Grund für die erhöhte Trainingsfrequenz liegt in der Krankheit selbst. Osteoporose ist eine Stoffwechselkrankheit und deshalb sehr individuell ausgeprägt. Das wirkt sich in unterschiedlichen starken Reaktionen auf das Training aus. Manche Menschen können bereits von einem Training pro Woche stark profitieren, während andere bei zwei Trainings pro Woche noch eine geringe Reaktion zeigen. Wie das Reaktionsverhalten ist, lässt sich nicht vorhersagen. Deshalb sind drei Trainings pro Woche im ersten Jahr immer ein guter Rat. Nach der ersten Kontrolle der Knochendichte, in der Regel nach einem Jahr, können Trainingsfrequenz und Intensität dann gezielt angepasst werden.

Medizinische Kräftigungstherapie ist ein von der Bundesärztekammer anerkanntes Therapieverfahren zur Behandlung chronischer Rückenleiden. Die Abrechnung erfolgt nach der Gebührenordnung für Ärzte (GOÄ). Die meisten privaten Krankenkassen übernehmen die Kosten dafür, einige gesetzliche Krankenkassen leisten Zuschüsse in unterschiedlicher Höhe. MKT wird nach den Leitlinien der Gesellschaft für Medizinische Kräftigungstherapie (GMKT[16]) durchgeführt und gilt dadurch als qualitätsgesichertes Behandlungsverfahren. Wegen der guten Erfolge sollten auch gesetzlich versicherte Patientinnen und Patienten Zugang zur MKT bekommen.

16) Siehe auch: www.gmkt.org/leitlinien

Anforderungen an Therapiemaschinen

Die technischen Anforderungen an Trainingsmaschinen wurden in Teil II des Buches bereits beschrieben. An Therapiemaschinen werden zusätzliche Anforderungen gestellt, da sie hauptsächlich bei Risikopatienten zum Einsatz kommen. Wegen der besonderen Bedeutung für Wirksamkeit und Verträglichkeit werden sie nachfolgend ausführlich vorgestellt.

In der MedX-LE für die Therapie von Krankheiten der Lendenwirbelsäule und der MedX-CE für die Behandlung von Erkrankungen der Halswirbelsäule wirken folgende Prinzipien zur Optimierung von Nutzen und Verträglichkeit:

- Nicht nur der Bewegungsarm der Maschine wird durch ein Gegengewicht ausgeglichen. Die im Training bewegte Masse des Oberkörpers wird gewogen und durch ein fein austariertes Gegengewicht im Bewegungsablauf neutralisiert. Im Zustand annähernder Schwerelosigkeit setzt sich nur der exakt berechnete Trainingswiderstand der Bewegung entgegen. Ohne diese Maßnahme müsste ein Patient bei gebeugtem Rücken das Gewicht seines Oberkörpers anheben und zusätzlich den Widerstand der Maschine überwinden. Bei gestreckten Rücken würde das Gewicht des Oberkörpers mithelfen und dadurch den trainingswirksamen Reiz vermindern. Vor allem bei großen, kräftigen Menschen wäre dann der Erfolg dem Zufall überlassen.

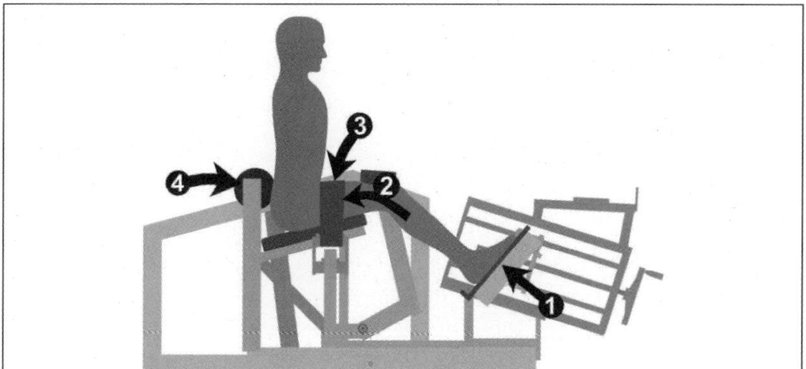

Schematische Darstellung des Fixierungsmechanismus der MedX-LE zur Isolierung der Zielmuskulatur

- Der schmerzfreie Bewegungsumfang (häufig als Range of Motion {ROM} bezeichnet) wird exakt ermittelt und in jeder Sitzung genau reproduziert. Das ist vor allem an der sehr beweglichen und empfindlichen Halswirbelsäule wichtig. Bei Schädigung der Halswirbelsäule ist ein Training in der MedX CE über den vollen ROM von 126° weder sinnvoll noch möglich. Je besser die vom Arzt geplanten Vorsichtsmaßnahmen umgesetzt werden können, um so sicherer verläuft die Therapie. In ähnlicher Weise gilt dies für schwere Schädigungen der Lendenwirbelsäule an der MedX LE.

- Jede Bewegung, auch in der Trainingsmaschine, beginnt mit einer Beschleunigung, ihr folgt ein Plateau gleich bleibender Geschwindigkeit, dann kommt die Bremsphase, die abrupt in die erneute Beschleunigung übergeht. Die Kräfte, die bei einer solchen Bewegung normalerweise auf den Körper einwirken, stellen unerwünschte Belastungen dar und können durch ausgefeilte Technik auf ein Minimum reduziert werden. Durch Umsetzung (Flaschenzugprinzip) gelingt es, die Bewegung des Gewichtsblocks zu vermindern. An der MedX-CE verbleiben, trotz großer Beweglichkeit der HWS, nur wenige Zentimeter Hub, so dass Beschleunigungs- und Bremskräfte gegen Null gehen. An einer altmodischen „Last-Zug-Maschine“ (für den breiten Rückenmuskel) beträgt der Hub fast einen Meter und mutet den Schultergelenken hohe Beschleunigungs- und Bremskräfte zu. Soweit klafft Trainingstechnologie heute auseinander.

- Auch die in Teil II bereits beschriebene Isolierung der Zielmuskulatur wird an den Therapiemaschinen perfektioniert. In der Abbildung auf Seite 101 sehen Sie sämtliche Mechanismen, die in der MedX-LE nur der Isolierung der tiefen Rückenstrecker dienen. In der Therapiemaschine für den unteren Rücken wird das Becken über Beckenrolle, Fußraste, Oberschenkelpolster und -gurte derart fixiert wird, dass die stärkere Gesäß- und Beinmuskulatur funktional ausgeschaltet wird. Diese Fixierung gewährleistet ein intensives und isoliertes Training von der oberflächlichen Wirbelsäulenstreckmuskulatur bis hin zu den tief liegenden (autochthonen) Rückenstreckern. Das ist wichtig für den Therapieerfolg – denn wir wissen, dass bei chronischen Schmerzpatienten die Kraft der Rückenstrecker im Durchschnitt um 50% vermindert ist.

Wann ist bei Osteoporose eine MKT zu empfehlen?

Die Begründung für eine MKT leitet der Arzt vom Frakturrisiko ab. Eine scharfe Trennlinie zwischen vorbeugendem und therapeutischem Training lässt sich nicht ziehen. Für die praktische Anwendung in der täglichen Praxis wurden nach wissenschaftlichen Gesichtspunkten die in der folgenden Tabelle dargestellten Grenzwerte festgelegt. Eine 65- bis 70jährige Frau sollte demnach ab einem T-Wert von – 2,0 in der MKT behandelt werden. Eine besondere Häufung von Risiken zusätzlich zum Alter und zum Geschlecht würde bereits ab einem T-Wert von -1,0 diese Therapie rechtfertigen.

Indikation* für MKT bei Osteoporose		
Lebensalter in Jahren		T - Wert
Frau	Mann	
50-60	60-70	- 3,0
60-65	70-75	- 2,5
65-70	75-80	- 2,0
70-75	80-85	- 1,5
> 75	> 85	- 1,0
Stets bei manifester Osteoporose		
* Zusätzliche Risikofaktoren reduzieren die Schwelle um ½ bis 1 T-Wert		

Indikation MKT in Abhängigkeit von Geschlecht, Alter und der Knochendichte (T-Werte).

Von einer **Manifesten Osteoporose** spricht man, wenn bereits typische Osteoporose-Frakturen vorliegen. Es muss dann von einer stark erhöhten Knochenbrüchigkeit selbst bei unauffälligen T-Werten ausgegangen werden, so dass der größere apparative und personelle Aufwand der MKT immer gerechtfertigt ist.

Die genannten Schwellenwerte für die Indikationen zur MKT sind Orientierungshilfen im Praxisalltag aber nicht wissenschaftlich begründet. Besonders bei Osteoporose ist die MKT wegen der fortschrittlichen Technik und der 1:1-Betreuung durch erfahrene Therapeuten immer der bessere Einstieg in eine Trainingstherapie. Betont werden muss auch, dass Schwellenwerte nie die differenzierte Bewertung durch den erfahrenen Arzt ersetzen können. Jeder Patient sollte in der Medizin als Einzelfall gewürdigt werden.

Was unterscheidet die MKT von präventivem Krafttraining?

In der Zielsetzung gibt es keinen Unterschied zwischen präventivem und therapeutischem Krafttraining. Der Unterschied liegt in der Sicherheit und in der Wirksamkeit. Die intensive 1:1-Betreuung durch Therapeuten wirkt sich positiv auf die Ausführung aus, und die ausgefeilte Technik vermeidet die gefährlichen Spitzenbelastungen im Bewegungsablauf. Die Fehlermöglichkeiten bei den geführten Bewegungen in modernen Trainingsmaschinen sind leicht zu unterschätzen. Wird zum Beispiel beim Training der tiefen Rückenstreckmuskeln die Bewegung aus der vollen Beugestellung heraus mit einem Ruck gestartet, besteht die Gefahr für einen Lendenwirbelkörper-Bruch. In der Beugung sind wir 1,4 Mal stärker als in der Streckung. Wird das Trainingsgewicht versehentlich oder durch übermäßigen Ehrgeiz zu hoch gewählt, muss die Bewegung mit einem Ruck gestartet werden, um sie überhaupt zu schaffen. Im ungünstigsten Fall kann die Bruchlast eines Wirbelkörpers überschritten werden. Der erfahrene Therapeut an der Seite des Patienten wird solche Fehler nicht zulassen.

Risiken und Wirkungsweise

Bei korrekter Trainingsplanung ist das Risiko an der **MedX-LE** minimal. Nur die Rückenanalyse bietet ein hohes Risiko für einen Wirbelkörperbruch, da bei diesem Test der Maximalkraft ein sehr hoher Druck auf den Grund- und Deckplatten der Wirbelkörper lastet. Die Rückenanalyse ist deshalb bei jedem Schweregrad von Osteoporose streng verboten.

Das Risiko in der **MedX-CE** beschränkt sich überwiegend auf die Fixierung des oft sehr starren Brustkorbes. Zum Schutz der brüchigen Rippen darf der Brustkorb nur leicht fixiert werden.

Im Ergänzungsprogramm gibt es zwei Gruppen von Übungen, die Risiken bergen können: Übungen mit starker Stauchungsbelastung der Wirbelsäule

(Beinpresse), sowie Übungen, bei denen eine intensive Beugebelastung der Wirbelsäule (Bauchmuskelübungen) möglich ist. Es gehört zu den wichtigsten Aufgaben des Arztes, schon in der Erstuntersuchung festzulegen, welche Übungen wann und unter welchen Bedingungen zum Einsatz kommen. Das Risiko beim Osteoporose-Training ist gut kalkulierbar und steuerbar. Voraussetzungen für ein gutes Risikomanagement sind präzise Anweisungen des Arztes an den Therapeuten.

Hochintensives Krafttraining bei schwerer Osteoporose

Die aktuellen DVO-Leitlinien empfehlen ein Training mittlerer bis hoher Intensität, da nur auf diese Weise die Wirkung gesichert ist. Oft wird aber von Ärzten und anderen Fachleuten „sanftes Krafttraining" empfohlen. Das drückt weniger die Sorge um das Wohl der Patienten aus als vielmehr eine Unkenntnis der Methoden. Der Erfolg bei starker Osteoporose ist manchmal nur schwer zu erringen, wie der folgende Fallbericht zeigt.

Frau Thanner, Jahrgang 1947, kam mit hochgradiger Osteoporose und chronischer Polyarthritis im Mai 2008 zu mir in Behandlung. Wegen der chronisch entzündlichen Rheumaerkrankung hatte sie über Monate Kortison erhalten. Kortison erhöht wie bereits erwähnt das Osteoporose-Risiko. Darüber hinaus sind bei Rheuma die Gelenke häufig entzündet und dadurch weniger belastbar. Keine guten Voraussetzungen für intensives Krafttraining. Trotzdem vertrug Frau Thanner die Medizinische Kräftigungstherapie gut, so dass sie nach 18 Behandlungen ins präventive Training wechselte. Die erste Knochendichtemessung seit Beginn der Trainingstherapie erfolgte ein Jahr nach Beginn des Trainings und brachte eine böse Überraschung: Der Befund zeigt die Entwicklung der Knochendichte am Schenkelhals seit dem 55. Lebensjahr. Ausgehend von einer sehr geringen Knochendichte stieg der Wert unter medikamentöser Therapie zunächst um 5% an, fiel dann wieder etwas ab und zeigte nach einem Jahr Kieser Training einen dramatischen weiteren Verlust an Knochenmasse.

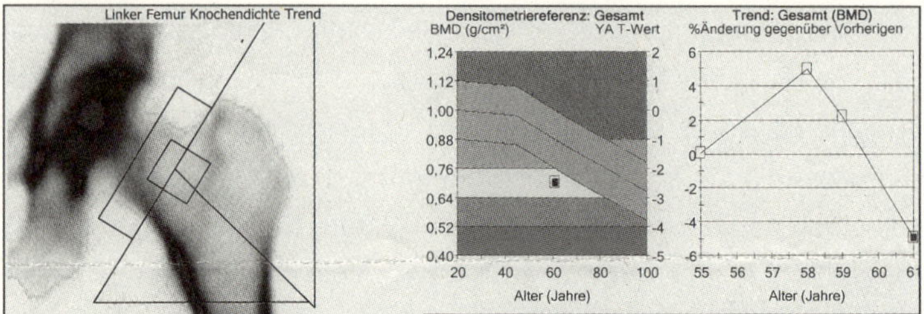

Bereich	BMD[1] (g/cm²)	Junge Erw.[2] (%)	T-Wert	Altersvergl.[3] (%)	Z-Wert
Hals	0,731	75	-2,1	89	-0,8
Gesamt	0,704	70	-2,5	80	-1,4

Am Schenkelhals war die Knochendichte um 5% schlechter als im Vorbefund. Und an der Lendenwirbelsäule fiel das Ergebnis noch negativer aus. Dort war die Knochendichte um über 10% gegenüber dem Vorbefund gesunken.

Daraufhin wurden die Osteoporose-Medikamente vom behandelnden Rheumatologen umgestellt und Kortison durch ein Rheumamittel ersetzt, das keine schädliche Wirkung auf den Knochen ausübt. Zusätzlich intensivierten wir die Trainingstherapie. Begleitend zum selbständigen Training

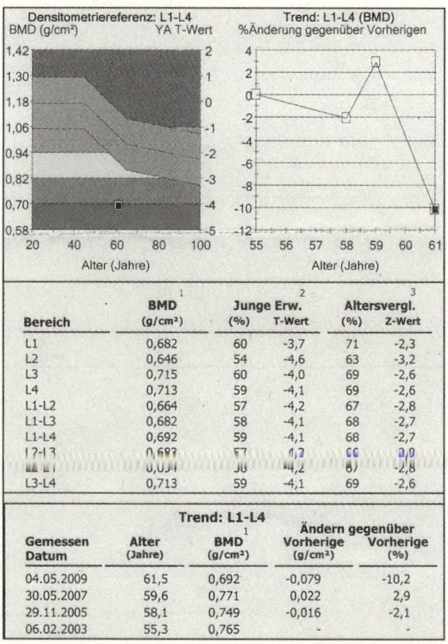

Bereich	BMD[1] (g/cm²)	Junge Erw.[2] (%)	T-Wert	Altersvergl.[3] (%)	Z-Wert
L1	0,682	60	-3,7	71	-2,3
L2	0,646	54	-4,6	63	-3,2
L3	0,715	60	-4,0	69	-2,6
L4	0,713	59	-4,1	69	-2,6
L1-L2	0,664	57	-4,2	67	-2,8
L1-L3	0,682	58	-4,1	68	-2,7
L1-L4	0,692	59	-4,1	68	-2,7
L2-L3	[illegible]	57	[illegible]	[illegible]	[illegible]
[illegible]	[illegible]	[illegible]	-4,2	[illegible]	-2,8
L3-L4	0,713	59	-4,1	69	-2,6

Trend: L1-L4

Gemessen Datum	Alter (Jahre)	BMD[1] (g/cm²)	Ändern gegenüber Vorherige (g/cm²)	Ändern gegenüber Vorherige (%)
04.05.2009	61,5	0,692	-0,079	-10,2
30.05.2007	59,6	0,771	0,022	2,9
29.11.2005	58,1	0,749	-0,016	-2,1
06.02.2003	55,3	0,765	-	-

arbeitete Frau Thanner wieder zwei Mal pro Woche an der Therapiemaschine für den unteren Rücken [MedX-LE]. Nach einem weiteren Trainingsjahr konnte sie schließlich einen Erfolg verbuchen: Nach Umstellung der Medikamente und intensiviertem Krafttraining verbesserte sich die Knochendichte am Schenkelhals um zirka 10% und lag am unteren Rand des Normbereichs [gekennzeichnet durch den Balken].

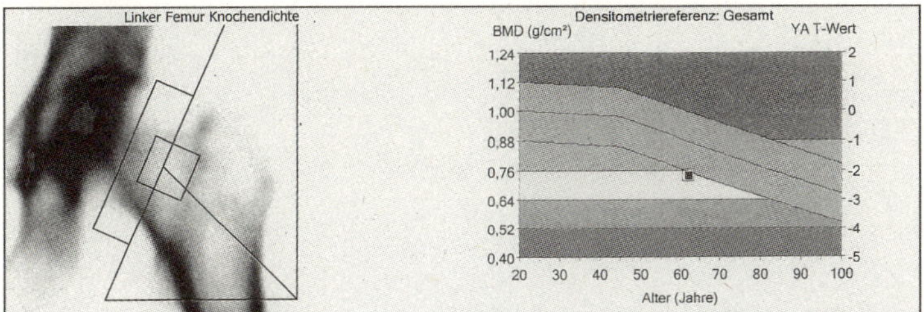

Bereich	BMD[1] (g/cm²)	Junge Erw.[2] (%)	T-Wert	Altersvergl.[3] (%)	Z-Wert
Hals	0,791	81	-1,6	97	-0,2
Gesamt	0,739	74	-2,2	85	-1,1

An der Lendenwirbelsäule zeigte sich der Erfolg noch deutlicher. Die Knochendichte hatte dort um 15% zugenommen – ein großartiges Ergebnis nach einem vorher scheinbar unbeeinflussbaren Verfall der Knochensubstanz.

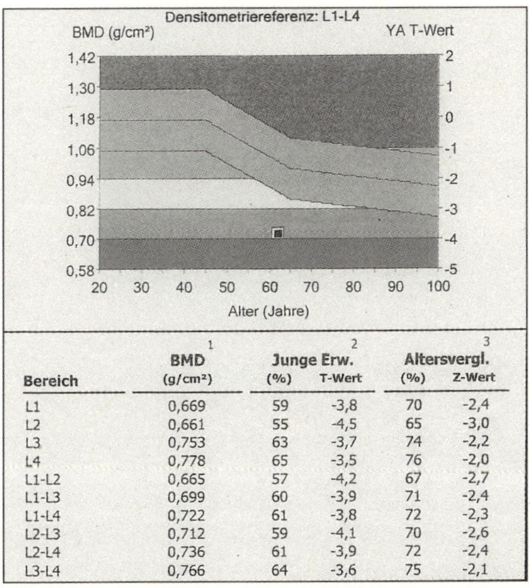

Bereich	BMD[1] (g/cm²)	Junge Erw.[2] (%)	T-Wert	Altersvergl.[3] (%)	Z-Wert
L1	0,669	59	-3,8	70	-2,4
L2	0,661	55	-4,5	65	-3,0
L3	0,753	63	-3,7	74	-2,2
L4	0,778	65	-3,5	76	-2,0
L1-L2	0,665	57	-4,2	67	-2,7
L1-L3	0,699	60	-3,9	71	-2,4
L1-L4	0,722	61	-3,8	72	-2,3
L2-L3	0,712	59	-4,1	70	-2,6
L2-L4	0,736	61	-3,9	72	-2,4
L3-L4	0,766	64	-3,6	75	-2,1

Dieser Erfolg ist weder dem Training noch den Medikamente allein geschuldet. Die sinnvolle Kombination von Maßnahmen und die Bereitschaft von Frau Thanner, im Training regelmäßig und intensiv zu arbeiten, führten schließlich zu diesem erfreulichen Resultat.

Dass der Weg zum Erfolg nicht immer so mühsam sein muss, zeigt ein weiterer Fallbericht.

Herr Grappa, Jahrgang 1967, hatte schon mit 38 Jahren eine ausgeprägte Osteoporose. In einem Jahr verbesserte sich die Knochendichte an der Wirbelsäule um 9%, am Schenkelhals um 7%.

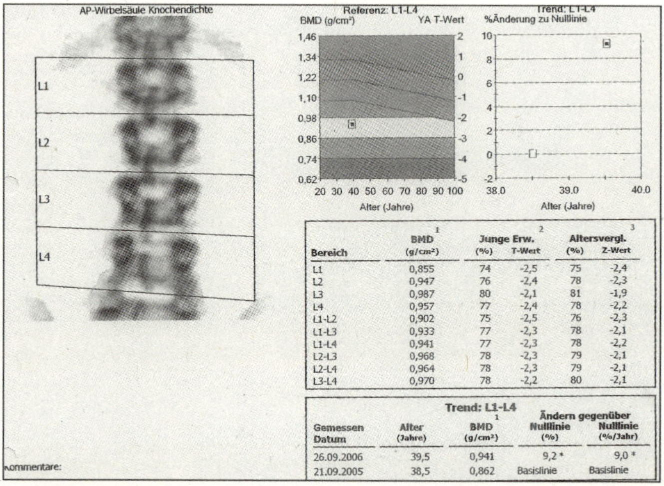

Bereich	BMD (g/cm²) [1]	Junge Erw. (%) [2]	T-Wert	Altersvergl. (%) [3]	Z-Wert
L1	0,855	74	-2,5	75	-2,4
L2	0,947	76	-2,4	78	-2,3
L3	0,987	80	-2,1	81	-1,9
L4	0,957	77	-2,4	78	-2,2
L1-L2	0,902	75	-2,5	76	-2,3
L1-L3	0,933	77	-2,3	78	-2,1
L1-L4	0,941	77	-2,3	78	-2,2
L2-L3	0,968	78	-2,3	79	-2,1
L2-L4	0,964	78	-2,3	79	-2,1
L3-L4	0,970	78	-2,2	80	-2,1

Trend: L1-L4

Gemessen Datum	Alter (Jahre)	BMD (g/cm²) [1]	Ändern gegenüber Nullinie (%)	Ändern gegenüber Nullinie (%/Jahr)
26.09.2006	39,5	0,941	9,2 *	9,0 *
21.09.2005	38,5	0,862	Basislinie	Basislinie

Anstieg der Knochendichte an der Lendenwirbelsäule in einem Jahr um fast 10%

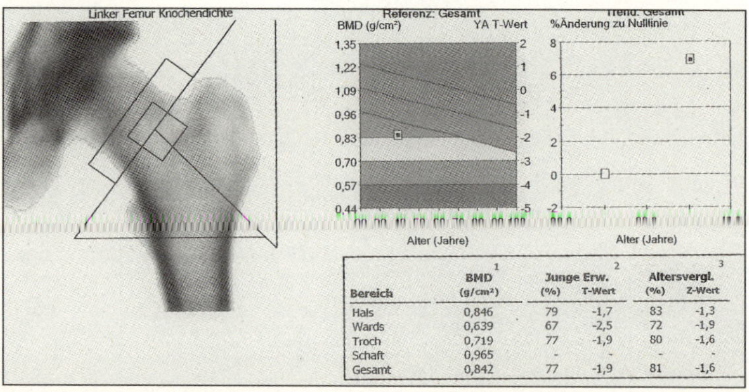

Bereich	BMD (g/cm²) [1]	Junge Erw. (%) [2]	T-Wert	Altersvergl. (%) [3]	Z-Wert
Hals	0,846	79	-1,7	83	-1,3
Wards	0,639	67	-2,5	72	-1,9
Troch	0,719	77	-1,9	80	-1,6
Schaft	0,965	-	-	-	-
Gesamt	0,842	77	-1,9	81	-1,6

Am Schenkelhals stieg die Knochendichte in 12 Monaten um 7%.

Gerade weil Herr Grappa noch so jung ist, wird es für ihn eine lebenslange Aufgabe bleiben, durch regelmäßiges und intensives Krafttraining seine Knochen kräftig und belastbar zu halten. Er nimmt weiterhin das Knochen-Vitamin D3 ein. Sein spezifisches Osteoporose-Medikament konnte er wegen des guten Erfolgs der Trainingstherapie absetzen.

Die Gefahr von Nebenwirkungen einer intensiven Trainingstherapie ist weit geringer als der ausbleibende Erfolg durch ein zu mildes und damit wirkungsloses Training. Die Risiken des Alltags bleiben dann unverändert hoch und dementsprechend groß ist die Enttäuschung, wenn während der Osteoporose-Therapie Komplikationen eintreten. Fortschrittliche Technik, eine wissenschaftlich fundierte Trainingslehre, präzise Anweisungen des Arztes und erfahrene und aufmerksame Therapeuten schaffen die Gratwanderung zwischen unerwünschten Wirkungen auf der einen Seite und der ebenso unerfreulichen fehlenden Erfolge auf der anderen.

Erwünschte Nebenwirkungen

Welches Medikament kann schon von sich behaupten, dass es neben der Hauptwirkung auch noch eine große Zahl erwünschter Nebenwirkungen besitzt? Medizinische Kräftigungstherapie ist so ein „Mittel“. Eine gesteigerte körperliche Leistungsfähigkeit, eine bessere Trittsicherheit und ein vermindertes Sturz- und Verletzungsrisiko zeichnen diese Therapieform aus. Diese erfreulichen Zusatzwirkungen rechtfertigen bereits den breiten Einsatz einer gezielten und intensiven Kräftigungstherapie. Sie gehört in verantwortungsvolle und geschulte Hände, damit sie ihre Wirkungsweisen voll entfalten kann - ohne dass unerwünschte Nebenwirkungen den Erfolg gefährden.

3. Medikamente bei Osteoporose – eine Übersicht

Hormone

Die Behandlung mit Östrogenen und Gestagenen zu Beginn des Klimakteriums gehört zu den am besten untersuchten und ältesten Behandlungsprinzipien in der Osteoporose-Therapie. Hormone sind in Prophylaxe und Heilung wirksam und in ihrer Effektivität stehen sie den nachfolgend beschriebenen modernen Osteoporose-Medikamenten nicht nach. Die Hormonbehandlung schützt etwa gleich gut gegen Wirbel-, Oberschenkel- und Unterarmbrüche. Diesen umfassenden Wirkungsnachweis gibt es für kein anderes Medikament.

Im Hinblick auf unsere Knochen ist es deshalb sehr zu bedauern, dass die Hormone ihren Stellenwert in Prävention und Therapie der Osteoporose eingebüßt haben. Mehrere Studien haben gezeigt, dass unter Hormonersatztherapie (HRT = HormonReplacement Therapy) das Risiko für Brustkrebs, Schlaganfall, Herzinfarkt und Thrombosen leicht ansteigt. Andererseits nimmt das Risiko für Darmkrebs-Erkrankungen und besonders Knochenbrüche deutlich ab. Aus diesen Gründen darf eine HRT nur nach Ausschluss der bekannten Gegenanzeigen (unter anderem ein erhöhtes Brustkrebsrisiko und ein erhöhtes Risiko für Herz-und Kreislauferkrankungen) und nur mit Zustimmung des Gynäkologen in Erwägung gezogen werden. Im Einzelfall, unter strenger Abwägung von Nutzen und Risiko, ist die HRT weiterhin eine gute Alternative zu anderen wirksamen Medikamenten.

Selektive Östrogen-Rezeptor-Modulatoren

Sie werden auch als „Serm“ (Selective-Estrogen-Receptor-Modulators) bezeichnet. Zu dieser Gruppe von Medikamenten gehören Tamoxifen und Raloxifen. Diese Substanzen sind keine Hormone, ähneln in ihren Eigenschaften aber zum Teil den Östrogenen. Sie erhöhen das Krebsrisiko nicht. Im

Gegenteil, das Brustkrebsrisiko wird unter Einnahme von Raloxifen um mindestens 50 % reduziert. Zugelassen ist Raloxifen nur für die postmenopausale Osteoporose der Frau und sollte vor allem bei erhöhtem Brustkrebsrisiko in Erwägung gezogen werden.

Bisphosphonate

Den Durchbruch in der medikamentösen Therapie der fortgeschrittenen Osteoporose brachten die Bisphosphonate. Sie wirken bei allen bekannten Formen der Osteoporose, bei primärer ebenso wie bei sekundärer Osteoporose, bei jungen und alten Menschen, bei Frauen und Männern. Eine korrekte Einnahme über mehrere Jahre senkt das Frakturrisiko für Wirbel- und Oberschenkelfrakturen um mindestens 50 %.

Umfangreiche wissenschaftliche Studien belegen die sehr gute Verträglichkeit selbst bei jahrelanger Einnahme. Trotzdem werden diese Mittel in der Ärzteschaft und in der Bevölkerung heiß diskutiert. Das liegt zum einen daran, dass bei den ersten Bisphosphonaten (zum Beispiel beim Etidronat) schwere Mineralisationsstörungen (Osteomalazie) beobachtet wurden. Osteomalazie ist eine Knochenerweichung, die zu erhöhter Frakturneigung führt. Bei allen modernen Bisphosphonaten wurde diese schwere Nebenwirkung bisher nicht beobachtet. Ein weiterer Grund zur Sorge sind Kiefernekrosen (örtlich begrenzte Zerstörung von Knochensubstanz in den Kieferknochen), die bei hoch dosierter Gabe von Bisphosphonaten bei Tumorpatienten auftreten können. In der Tumortherapie werden Bisphosphonate in sehr hoher Dosierung eingesetzt, um bei Knochenmetastasen die gefährliche Ausschwemmung von Kalzium ins Blut zu unterbinden. Die Dosierung der Bisphosphonate bei Osteoporose liegt um den Faktor 10 niedriger und Kiefernekrosen treten aus diesem Grund und weil die in den letzten Jahren entwickelten Bisphosphonate besser verträglich sind in der Osteoporosetherapie extrem selten auf.

Beschwerden wie Sodbrennen oder Magenschmerzen sind meist schon dadurch zu vermeiden, dass die Medikamente mit reichlich Flüssigkeit eingenommen werden und sich die Patienten eine halbe Stunde nach der Einnahme nicht hinlegen. Es gibt aber auch hochwirksame Bisphosphonate, die als Spritze oder Infusion direkt in die Blutbahn verabreicht werden und keinerlei Magen- oder Darmunverträglichkeit aufweisen.

Bisphosphonate, die heutzutage hauptsächlich verordnet werden

- **Alendronat** gibt es als Tabletten für die tägliche Einnahme (10 mg) oder für die wöchentliche Einnahme (70 mg). Auch eine Kombination mit Vitamin D wird angeboten. Die wöchentliche Einnahme ist genauso wirksam wie die tägliche Gabe. Alendronat ist zur Therapie der postmenopausalen Osteoporose, der Osteoporose des Mannes und der Osteoporose durch längere Kortisoneinnahme zugelassen.

- **Risedronat** wird für die tägliche Einnahme in einer Tablette mit 5 mg verabreicht und, für die wöchentliche Einnahme in einer Tablette mit 35 mg. Das Medikament ist für die Behandlung der postmenopausalen Osteoporose zugelassen, sowie für Osteoporose nach längerer Einnahme von Kortison.

- **Ibandronat** gibt es in einer Tablette mit 150 mg für die monatliche Einnahme, oder als Fertigspritze (3mg), die alle drei Monate verabreicht wird. Diese Spritze eignet sich besonders gut bei schlechter Verträglichkeit von Bisphosphonat-Tabletten und bei unzuverlässiger Einnahme. Ibandronat ist für die Prävention und Therapie der postmenopausalen Osteoporose zugelassen und ebenso effektiv wie die oben genannten Präparate. Die geringe Menge von 3 mg pro Spritze zeigt die hohen Wirkstoffverluste bei Einnahme des Medikaments in Tablettenform und zugleich die starke Wirkung: 12 mg pro Jahr reichen für eine effektive Therapie.

- **Zoledronat** ist ein hochwirksames Bisphosphonat, das nur einmal pro Jahr als Infusion verabreicht wird. Neben der hohen Wirksamkeit in Bezug auf die Knochenfestigkeit ist für Zoledronat zusätzlich ein Rückgang der Sterblichkeit von Osteoporose-Patienten um 28 % in einer Studie nachgewiesen. Schwere Nebenwirkungen wurden bisher nicht beobachtet. Der weit über die Verminderung der Knochenbruchrate hinausgehende Nutzen der Gruppe der Bisphosphonate wird durch die höhere Lebenserwartung bei besserer Lebensqualität besonders deutlich.

Die Therapie mit Bisphosphonaten war früher nach den Empfehlungen der DVO-Leitlinien auf drei bis fünf Jahre begrenzt. Da sich einerseits die Langzeitverträglichkeit als sehr gut erwiesen hat und andererseits anzunehmen ist, dass die Schutzwirkung nur so lange anhält, wie die Medikamente eingenommen werden, fällt diese Beschränkung heutzutage weg. Bisphosphonate sollten so lange eingenommen oder verabreicht werden, wie ein erhöhtes Frakturrisiko besteht.

Strontiumranelat

Dieses Medikament bremst den Abbau von Knochensubstanz und fördert zugleich deren Aufbau. Strontium wird ähnlich wie Kalzium in die Knochensubstanz eingelagert. Die Verträglichkeit ist gut und die Wirksamkeit mit der von Bisphosphonaten vergleichbar. Eine abschließende Bewertung dieses relativ neuen und Erfolg versprechenden Medikaments ist jetzt noch nicht möglich.

Parathormon und Teriparatid

Beides sind sehr teuere aber hochwirksame Medikamente, die in Spritzenform verabreicht werden. Zugelassen sind sie für die manifeste

Osteoporose, also wenn bereits für den Krankheitsverlauf typische Knochenbrüche aufgetreten sind. Sie finden vor allem dann Einsatz, wenn Bisphosphonate entweder nicht vertragen werden oder nicht ausreichend wirksam sind. Bei Parathormon ist die Behandlungsdauer auf 25 Monate, bei Teriparatid auf 18 Monate beschränkt.

Testosteron

Testosteron wird nur dann eingesetzt, wenn ein Mangel nachgewiesen ist. Testosteron eignet sich nur für Männer, da dieses Hormon bei Frauen zahlreiche unerwünschte Nebenwirkungen (Vermännlichung) hat. Die Anwendung sollte stets zusammen mit einem Urologen besprochen werden. Bevor eine Hormontherapie eingeleitet wird, muss ein Prostatakarzinom ausgeschlossen werden. In der Regel sind unter Testosteron-Therapie keine weiteren Osteoporose-Medikamente notwendig. Eine vorbeugende Gabe von Testosteron ohne einen nachgewiesenen Testosteronmangel ist nicht zu verantworten, da jede länger dauernde Hormontherapie starke Nebenwirkungen haben kann.

Anabolika

Sie wurden früher bei Frauen und Männern großzügig (zum Beispiel 25 oder 50 mg Nandrolondecanoat alle drei Monate) eingesetzt. Ohne gleichzeitiges intensives Krafttraining ist eine Anabolika-Therapie nutzlos. Entsprechend dem hohen Stellenwert, den Krafttraining nach dem aktuellen DVO-Leitlinien genießt, sollte die Indikation für Anabolika erneut überprüft werden. Besonders bei starkem Muskelschwund im fortgeschrittenen Alter und gleichzeitiger Osteoporose können Anabolika eine überlegene Wirksamkeit zeigen. Bei Männern und Frauen müssen vor Beginn der Therapie mit Anabolika Tumorerkrankungen ausgeschlossen werden. Die Therapie sollte in abnehmender Dosierung auf höchstens drei Jahre begrenzt werden.

Die medikamentöse Therapie: Nutzen, Risiken und Kosten

Nutzen und Risiken der Arzneitherapie stehen bei richtiger Auswahl der Medikamente in Prävention und Therapie der Osteoporose in einem sehr guten Verhältnis. Das gilt vor allem dann, wenn die Indikationen streng nach DVO-Leitlinien gestellt und die Behandlung richtig überwacht wird. In kaum einem Bereich der Medizin haben die letzten 20 Jahre so eindrucksvolle Verbesserungen der Behandlungsqualität gebracht.

Die Kosten für die Akutbehandlung von Knochenbrüchen und Schmerzen bei Osteoporose, sowie für Rehabilitation und Pflege werden in Deutschland auf fünf Milliarden Euro pro Jahr geschätzt. Demgegenüber sind die derzeit 300 Millionen Euro, die wir heute für Diagnostik und Therapie mit Osteoporose-Medikamenten ausgeben, verschwindend gering. Eine konsequente leitlinienorientierte Versorgung in Prävention und Therapie würde mittel- und langfristig erhebliche Kosten einsparen und nach heutiger Kenntnis viel unnötiges Leid verhindern. Die folgende Tabelle zeigt einen Vergleich der Therapie- und Präventionskosten über einen Zeitraum von vier Jahren. Im ersten Jahr schlagen die hohen Kosten für spezifische Osteoporose-Medikamente und die aufwändige Medizinische Kräftigungstherapie zu Buche. Ab dem zweiten Jahr gehen die Kosten für das Training auf zirka 400 Euro zurück, ab dem vierten Jahr, manchmal auch schon früher, sinken die Kosten

Kosten für Prävention und Therapie

	1. Jahr	2. Jahr	3. Jahr	4. Jahr
Medikamentöse Therapie	700 €	700 €	700 €	200 €
Medizinische Kräftigungstherapie	1.000 €	-------	-------	-------
Präventives Krafttraining	-------	400 €	400 €	400 €
Summe	**1.700 €**	**1.100 €**	**1.100 €**	**600 €**

Die Tabelle zeigt die im ersten Jahr hohen Behandlungskosten durch Medikamente und die Medizinische Kräftigungstherapie. Spätestens im 4. Jahr sinken die Kosten weil dann die sehr kostengünstige Versorgung mit Vitamin D und Kalzium in Kombination mit präventivem Krafttraining ausreicht, um den Erfolg langfristig zu erhalten.

für die medikamentöse Behandlung. Bei gutem Erfolg der Trainingstherapie reicht die Basisversorgung mit Kalzium (aus der Nahrung) und Vitamin D völlig aus, sofern das Krafttraining in hoher Qualität zwei Mal pro Woche fortgesetzt wird.

Die Beipackzettelkrankheit

Ich habe keine Antwort auf die Frage, ob Beipackzettel von Medikamenten mehr Schaden als Nutzen verursachen. Wir wissen aus der Forschung, dass die unnötige oder falsche Verordnung von Medikamenten sowie eine mangelhafte langfristige Überwachung der Verträglichkeit großen Schaden anrichten. Viele Menschen haben deshalb schon ihre Gesundheit eingebüßt oder ihr Leben verloren. Das ist aber nur eine Seite der Medaille.

Sehr viele Menschen werden zu Unrecht verunsichert durch die im Beipackzettel in unübersehbarer Fülle abgedruckten Informationen. Selbst ein erfahrener Arzt kann sie kaum vollumfänglich bewerten, einem Laien ist dies erst recht unmöglich. Viele notwendige Medikamente werden von verunsicherten Patienten in zu geringer Dosierung, unregelmäßig oder überhaupt nicht eingenommen. Sie gefährden dadurch ihre Gesundheit und manchmal auch ihr Leben. Manche schwere Nebenwirkung ist so selten, wie das Risiko, von einem Blitz erschlagen zu werden.

Eine verantwortungsvolle und wirksame Therapie schwerer Krankheiten ist nur in einer vertrauensvollen Zusammenarbeit zwischen Arzt und Patient möglich. Fragen Sie Ihren Arzt, wenn sie Sorge wegen der im Beipackzettel aufgeführten Nebenwirkungen haben. Informieren Sie sich über das tatsächliche Risiko und sprechen Sie mit Ihrem Arzt über die Abwägung von Nutzen und Risiko jeder Therapie. Sie sollten keine heimlichen Entscheidungen treffen. Ihr Arzt ist auf verlorenem Posten, wenn er nicht weiß, welches Medikament Sie in welcher Dosierung einnehmen oder ob Sie Medikamente selbst abgesetzt haben.

4. Die operative Therapie bei Osteoporose-Frakturen

Ein Beitrag von Prof. Dr. Gerd Regel, Chefarzt der Klinik für Unfall-, Hand- und Wiederherstellungschirurgie im Klinikum Rosenheim.

Eine erschreckende „Knochenstatistik“

Die Zahl der durch Osteoporose verursachten Knochenbrüche ist in den letzten Jahren dramatisch angestiegen. Im Jahr 2000 waren in der Europäischen Union 23,7 Millionen Menschen erkrankt, für das Jahr 2050 wird diese Zahl bereits auf über 37 Millionen geschätzt. Die ökonomischen Folgen dieser Erkrankung, die sich wie eine Epidemie ausbreitet, sind enorm. 1996 lagen die Kosten für die Behandlung von Wirbelkörperfrakturen bei insgesamt 12,6 Milliarden Euro, der Anteil an Krankenhauskosten lag bei 3,6 Milliarden Euro. Der osteoporotische Bruch der Wirbelkörper stellt die häufigste Fraktur überhaupt dar. Mehr als 438.000 Wirbelkörperfrakturen werden pro Jahr in der Europäischen Union registriert. Nach der ersten Fraktur erhöht sich das Risiko für weitere um das Fünf- bis Zehnfache. 41.000 Patienten mit Wirbelkörperfrakturen werden pro Jahr ins Krankenhaus aufgenommen und bleiben dort zwischen 10 bis 30 Tagen. Die Rehabilitation beansprucht durchschnittlich 95 Tage. Die Kosten ergeben sich aus einer Vielzahl von Faktoren, die mit dem hohen Durchschnittsalter von Osteoporose-Patienten und dem fortschreitenden körperlichen Verfall im Alter zusammenhängen.

Das Operationsrisiko bei Wirbelbrüchen

Das hohe Alter und der oft schlechte Gesundheitszustand von Osteoporose-Patienten bieten ungünstige Voraussetzungen für einen operativen Eingriff und stellen eine große Herausforderung für den Chirurgen dar. Dies beginnt bereits mit der Frage, ob eine operative Versorgung überhaupt nötig ist und welche Operation die besten Ergebnisse erwarten lässt. Erfahrene Ärzte entscheiden sich nur ungern für einen operativen Eingriff bei Osteoporose. Das gilt vor allem für offene Operationen, die den Patienten sehr belasten und oft schlechte Langzeitergebnisse bringen. Bei offenen Operationen wird der betroffene Wirbelsäulenabschnitt über einen Hautschnitt freigelegt. Eine differenzierte Operationstechnik ist gefordert, die meist von Standardtechniken abweicht. Vorschäden am Bewegungsapparat der meist sehr alten Patienten, wie zum Beispiel Arthrosen, erschweren die Operation.

Die Stabilität einer Osteosynthese (Versorgung eines Knochenbruchs mit Platten, Schrauben Stützkäfigen und weiteren Materialien) sollte unmittelbar nach Operation so gut sein, dass der Patient mobilisiert werden kann und in der Lage ist, aktive krankengymnastische Übungen durchzuführen. Die Frühmobilisierung der Patienten hat entscheidenden Einfluss auf das Risiko von Komplikationen nach einer Operation; wie zum Beispiel Lungenentzündungen, Thrombosen oder Lungenembolien. Aus diesen Gründen setzen sich bei Wirbelkörperbrüchen zunehmend die nachfolgend beschriebenen minimal invasiven Operationsverfahren durch. Diese Eingriffe dauern viel kürzer als offene Operationen, und die Patienten können in der Regel noch am selben Tag wieder aufstehen.

Möglichkeiten der operativen Behandlung

Die **offene operative Behandlung** wird heute nur bei schweren Wirbelkörperfrakturen mit Nervenlähmungen durchgeführt, zu denen es kommt, weil Knochenstücke auf das Rückenmark oder die Rückenmarknerven drücken. Ein so großer Eingriff ist sehr selten nötig und wird als Versteifungsoperation (Fusion) mit Platten, Stützkäfigen und Zementplomben durchgeführt. Bei starker Osteoporose kommt es häufig zur Lockerung oder zum Ausriss von Implantaten, so dass erneut operiert werden muss. Der Genesungsprozess verlängert sich dadurch erheblich, und die lange Bettlägerigkeit erhöht das ohnehin große Operationsrisiko weiter. Die operative Versorgung von mehreren benachbarten Wirbelbrüchen wird mit einem Fixateur interne[17] ausgeführt. Das Risiko einer Lockerung des Fixateurs mit Instabilität ist hier besonders groß.

Diese Abbildung zeigt eine Komplikation nach Stabilisierung zweier benachbarter Wirbelkörperbrüche mittels Fixateur interne und einem Spreizkäfig. Der Spreizkäfig ist ausgerissen und stützt dadurch die Wirbelsäule ungenügend ab. Eine weitere Operation ist erforderlich.

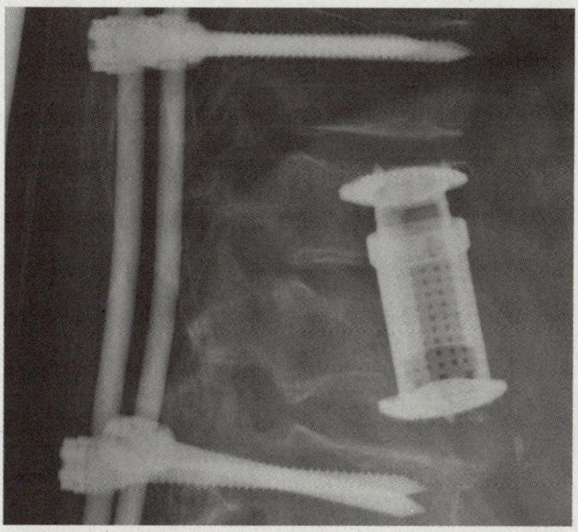

Die Probleme der beschriebenen Stabilisierungsmethoden (Fixateur interne, Spreizkäfige etc.) können reduziert werden, indem die Bohrlöcher zuerst mit Zement aufgefüllt und dann erst die Schrauben gesetzt werden.

17) Beim Fixateur interne wird der Wirbelbruch durch kräftige Metallstäbe, die über Schrauben in den gesunden Wirbelkörpern unter und über der Bruchstelle verankert sind, von hinten stabilisiert. Das gesamte Material liegt im Körper. Im Gegensatz dazu liegen beim Fixateur externe die Metallstäbe außerhalb des Körpers und die Verankerung mit den der Bruchstelle benachbarten intakten Knochen erfolgt durch die Haut.

Wegen der Verstärkung mit Zement wird diese Art der Versorgung als **augmentierte[18] hintere Stabilisierung** bezeichnet. Nach Aushärtung des Zements zeigt sich eine weit höhere Festigkeit als bei konventioneller Operationstechnik.

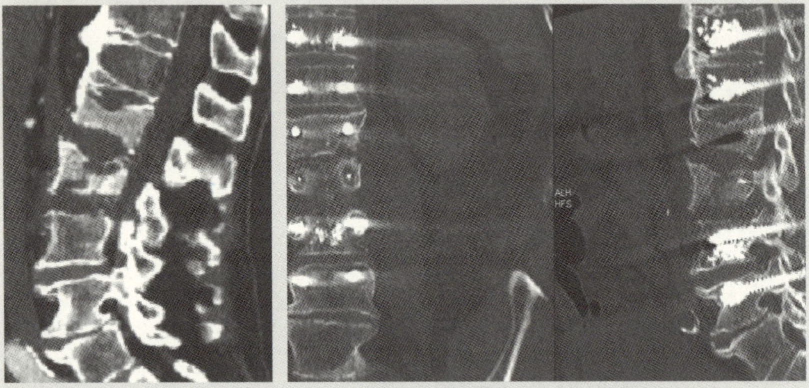

Links ist die Fraktur von zwei benachbarten Wirbelkörpern erkennbar. Hier wurde ebenfalls eine Versteifung mit einem Fixateur interne durchgeführt. Die Schrauben sind mit Knochenzement im osteoporotischen Knochen verankert und bekommen dadurch einen deutlich besseren Halt. Der Zement stellt sich an den Spitzen der Schrauben als ausgefranste weiße Fläche dar.

Die postoperativ dringend nötige Frühmobilisierung ist nicht nur durch die verminderte Stabilität erschwert. Auch die bei alten Menschen häufigen Begleiterkrankungen, wie Arthrosen, Herz- und Kreislauferkrankungen, Seh- oder Gleichgewichtsstörungen sowie zahlreiche weitere Krankheiten, bremsen die Bemühungen der Physiotherapeuten. Sie müssen sich in der Rehabilitationsphase mit ihren Behandlungstechniken, vor allem aber mit Umfang und Intensität der Behandlungsprogramme sehr flexibel an die individuellen Möglichkeiten des Osteoporose-Patienten anpassen. Gerade für die Rehabilitation bieten die nachfolgend beschriebenen minimal invasiven Operationstechniken wegen der guten Übungsstabilität große Vorteile. „Übungsstabil" ist das Ergebnis einer Operation, wenn der Patient unter fachlicher Anleitung spätestens am Tag nach der Operation den operierten Bereich aktiv in sein Übungsprogramm einbeziehen darf.

18) ‚Augmentiert' ist abgeleitet von französischen Wort ‚augmenter' (= verstärken) und bezieht sich auf die zusätzliche Verankerung der Schrauben durch Knochenzement, der über die Bohrlöcher in den Wirbelkörper eingefüllt wird.

Die **Vertebroplastie** wird bei schmerzhaften Wirbelbrüchen durchgeführt. Die Wirbelkörper werden von hinten über die Wirbelbögen angebohrt, und über eine Sonde wird ein schnell härtender Zement unter hohem Druck eingeführt. Die Hochdruckinjektion kann zu einer unkontrollierten Füllung des Wirbelkörpers führen. Die größte Komplikation entsteht, wenn Zement in den Rückenmarkskanal austritt und das Rückenmark oder Nervenwurzeln schädigt. Die Verformung des eingebrochenen Wirbels (für einen Rundrücken verantwortlich) ändert sich durch die Vertebroplastie nicht. Ebenso wie bei der nachfolgend beschriebenen Kyphoplastie ist als besonderer Vorteil für diese Operationsmethoden die rasche Mobilisation nach der Operation hervorzuheben. Dadurch wird das Risiko von Komplikationen (Thrombosen, Lungenembolien, Lungenentzündungen) deutlich vermindert.

Die **Kyphoplastie** stellt seit einigen Jahren eine bewährte operative Technik zur Stabilisierung schmerzhafter osteoporotischer Brüche dar. Innerhalb der ersten vier Wochen nach einer Fraktur lässt sich der Wirbel mit dieser Methode nämlich nicht nur stabilisieren sondern sogar wieder aufgerichten. Eine frühzeitige Abklärung neu aufgetretener Wirbelsäulenschmerzen ist deshalb dringend erforderlich. Bei der Kyphoplastie wird über den Wirbelbogenansatz ein spezieller Ballonkatheter in den Wirbelkörper eingeführt und unter seitlicher Durchleuchtung und kontinuierlicher Druckmessung aufgerichtet. Die ursprüngliche Form des Wirbelkörpers wird so gut wie möglich wieder hergestellt und der entstandene Hohlraum mit Knochenzement gefüllt.

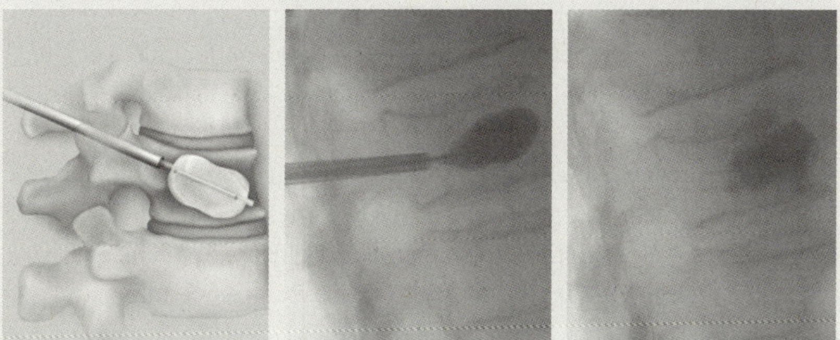

Links ist die Methode in einer Grafik dargestellt. Das mittlere Bild zeigt, wie mit dem eingeführten Ballon der eingebrochene Wirbel aufgerichtet wird. Rechts sieht man die „Zementplombe" im stabilisierten Wirbelkörper.

In fast allen Fällen berichteten die operierten Patienten über eine deutliche Schmerzreduktion. In der Regel können sie noch am Operationstag aufstehen. Die sonst notwendige Bettruhe über Wochen, die Einnahme von Schmerzmitteln und nicht selten schwerwiegende Komplikationen (Lungenentzündungen, Embolien) werden dadurch vermieden.

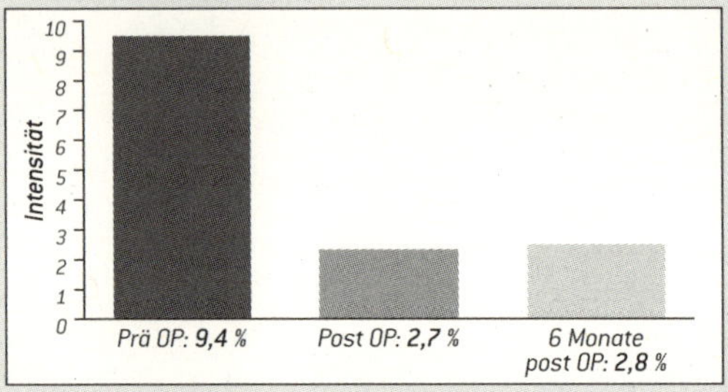

Diese Grafik zeigt die Schmerzlinderung nach Kyphoplastie in einer „Visuellen-Analog-Skala", bei der die Patienten die Intensität ihrer Schmerzen in einer Skala von 0 (keine Schmerzen) bis 10 (unerträgliche Schmerzen) angeben. Vor der OP lagen die Werte im Durchschnitt bei 9,4, direkt nach Operation und sechs Monate später bei 2,7 bzw. 2,8. Der gute Erfolg blieb über den gesamten Beobachtungszeitraum erhalten.

Bei den im Klinikum Rosenheim operierten Patienten konnten wir in einem Zeitraum von acht Jahren 200 Patienten nach einer Kyphoplastie beobachten. Die Ergebnisse zeigen eine deutliche Schmerzreduktion postoperativ und nach sechs Monaten.

Zehn Patienten konnten wir vier Jahre nach der Operation untersuchen und haben bei der Bewertung der Lebensqualität folgende Kriterien beurteilt: Schmerzintensität, Selbstversorgung und Körperpflege, Heben von Gegenständen, Gehen, Sitzen, Stehen, Schlafen und Privatleben. Nach dieser Erhebung waren die meisten Patienten trotz schwerer Veränderungen der Wirbelsäule auch noch nach vier Jahren mit dem Operationsergebnis zufrieden.

Gegenanzeigen gibt es nach unseren Erfahrungen für die Kyphoplastie nicht. Die Vorteile der Kyphoplastie liegen in der kurzen Operationszeit, der Möglichkeit einer örtlichen Betäubung (keine Vollnarkose erforderlich), der rascheren Schmerzreduktion, der Wiederherstellung einer annähernd normalen Wirbelhöhe, der verminderten Verformung der Wirbelsäule und in einem kurzen Krankenhausaufenthalt. Die Patienten müssen kein Korsett tragen und können sich sehr rasch wieder in ihre soziale Umgebung integrieren.

Die Versorgung osteoporotischer Oberschenkelfrakturen

Oberschenkelhalsbrüche und andere hüftgelenksnahe Frakturen müssen in der Regel operativ versorgt werden, da eine konservative Therapie mit Ruhigstellung bis zur Frakturheilung noch riskanter ist als eine Operation. Die besten Ergebnisse wurden mit dem Ersatz des Hüftgelenks (Hüftgelenks-Endoprothese) erzielt. Die folgende Grafik zeigt die beiden häufigsten Frakturarten und Beispiele für die operative Versorgung. Die Auswahl der Operationsmethode wird stark von der Notwendigkeit der Frühmobilisierung beeinflusst. Je früher die Patienten wieder auf den Beinen sind, umso geringer ist das Komplikationsrisiko und umso besser die Chance, dass sie später wieder im häuslichen Umfeld selbstständig leben können.

Diese Röntgenaufnahmen zeigen den Hüftgelenksersatz nach einem früheren Schenkelhalsbruch, einen frischen Oberschenkelbruch unterhalb der Prothese sowie die Fixierung dieses Bruchs mit einer verschraubten Platte.

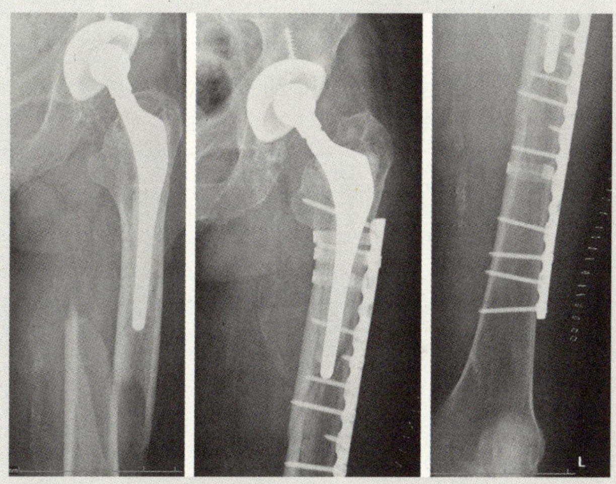

Osteoporotische Frakturen haben nach offener operativer Versorgung eine hohe Komplikationsrate. Die Vertebroplastie und besonders die Kyphoplastie weisen gegenüber offenen Operationen große Vorteile auf und sollten wenn möglich bevorzugt eingesetzt werden. Bei Oberschenkelbrüchen gibt es meist keine Alternative zur Operation. Vorrangiges Ziel muss wegen der großen Probleme bei der operativen Versorgung osteoporotischer Knochenbrüchen die Prävention der Osteoporose und die gezielte Prävention osteoporotischer Frakturen sein.

5. Physiotherapie und Rehabilitationsmaßnahmen

Eine kritische Anmerkung

Physiotherapie in der ambulanten Praxis und in Reha-Kliniken weist in Prävention und Therapie von Osteoporose bisher überwiegend eine schlechte Leistungsbilanz auf. Viele Kliniken und Praxen verfügen weder über die notwendige Technik noch über eine hinreichende Ausbildung ihrer Mitarbeiter. Kürzlich konnte ich den Therapieraum für den Muskelaufbau einer geriatrischen Klinik besichtigen. Gerade eine auf Altersmedizin spezialisierte Einrichtung sollte den Anforderungen der Osteoporose-Therapie gerecht werden. Im Übungsraum dieser Klinik befanden sich zwei Trainingsgeräte, beide wurden während meiner Anwesenheit von älteren Damen benutzt. Die Intensität der Übungen lag im Bereich einer minimal intensiven und damit bei Osteoporose völlig wirkungslosen „Kraft-Gymnastik". Die Bewegungsgeschwindigkeit war viel zu hoch, und meine Frage, ob das Training die Muskeln ermüdete, wurde verneint. Die Damen trainierten ohne Überwachung, so dass diese Fehler weder bemerkt noch korrigiert werden konnten. Fraglich bleibt darüber hinaus, ob die Mitarbeiter die gültigen Kriterien für ein wirksames Osteoporose-Training kannten. Ein Training dieser Art ist kostenintensive Zeitverschwendung und sollte der Vergangenheit angehören.

Nach dem aktuellen Stand der Forschung haben diese Einrichtungen heutzutage eine neue Chance, den Schritt hin zu einer besseren Effektivität in der Trainingstherapie zu machen. Die Leitlinie Physiotherapie und Bewegungstherapie bei Osteoporose in der Fassung vom 29. April 2008 gibt eine eindeutige Richtung vor. Neben mittel- und hochintensivem Krafttraining werden Gleichgewicht- und Koordinationsübungen empfohlen. Es bleibt zu hoffen, dass die neuen Leitlinien zügig umgesetzt werden. Die Kostenträger sollten bei ambulanten und stationären Therapie- und Rehabilitationsmaßnahmen die Kostenübernahme von einer leitlinienorientierten Behandlung abhängig machen.

Isometrische Übungen

Beim isometrischen Training handelt es sich um eine besondere Form des Krafttrainings, die bei Osteoporose wirksam ist, weil eine hohe Muskelanspannung ohne Bewegung sondern nur durch Druck (gegen eine Wand oder einen Türstock) oder Zug (mit Hilfe eines Seils oder Handtuchs) aufgebaut und für mehrere Sekunden gehalten wird. Regelmäßig betrieben fördert isometrisches Training die Muskelkraft sehr wirksam. Sie können zum Beispiel Ihre beiden Handflächen vor Ihrer Brust fest gegeneinander drücken, diesen Druck über mehrere Sekunden halten und dann wieder abklingen lassen. Solche Übungen gibt es für alle wichtigen Muskelgruppen und trotzdem bleibt dieses Training in den meisten Fällen nutzlos. Zum einen tragen isometrische Übungen nichts für die wichtige Sturzprophylaxe bei. Zum anderen ist der Effekt auf die Knochenfestigkeit zwar messbar, aber nur sehr gering ausgeprägt. Das eigentliche Problem liegt aber darin, dass solche Übungen so langweilig sind, dass kaum jemand sie mit der nötigen Konsequenz macht. Zu den unangenehmen Seiten isometrischer Übungen gehört die dabei häufige Neigung zu Muskelkrämpfen. „Isometrics" sollten aus den genannten Gründen bei Osteoporose-Patienten nicht mehr verwendet werden.

Gleichgewichtstraining

Gleichgewichts- und Koordinationstraining hat vor allem bei älteren Osteoporose-Patienten einen hohen Stellenwert. Beispiele für solche Übungen: Stehen auf einem Bein, Kniebeugen, Balancieren auf einer Linie, Standübungen auf einem Wackelkissen oder einer Wippe, Übungen auf dem Trampolin und Ballspiele. Der Schwierigkeitsgrad wird den Behandlungsfortschritten laufend angepasst. Unbedingt zu beachten ist, dass die Gleichgewichtsfähigkeit auch vom Kraftniveau abhängt. Verliert ein älterer Patient nach längerer krankheitsbedingter Bettruhe einen großen Teil seiner Muskelkraft, leidet darunter auch seine Fähigkeit, das Gleichgewicht zu halten. In solchen Fällen genügt intensives Krafttraining, um den sicheren Gang wiederherzustellen.

Häufig haben Störungen des Gleichgewichts aber mehrere Ursachen. So wird zum Beispiel das Nervensystem bei langjähriger Zuckerkrankheit in Mitleidenschaft gezogen. In diesem Fall ist die optimale Zuckereinstellung die wichtigste Voraussetzung für den Behandlungserfolg. Auch Seh- und Hörstörungen können das Gleichgewicht beeinträchtigen.

Neben Gleichgewichtsübungen, die vom Physiotherapeuten angeleitet werden, ist Tai Chi zu empfehlen. Diese asiatische Bewegungskunst ist zeitaufwändig und stellt hohe Anforderungen an die Lernbereitschaft der Patienten. Wer es aber lernen will, wird davon sehr profitieren – nicht nur bezüglich Sturzprophylaxe. Das seelische Gleichgewicht wird ebenso gut gefördert wie der sichere Gang.

Ergotherapie

Vom Verband der Deutschen Ergotherapeuten e.V. wird Ergotherapie wie folgt definiert: *Ergotherapie unterstützt und begleitet Menschen jeden Alters, die in ihrer Handlungsfähigkeit eingeschränkt oder von Einschränkung bedroht sind. Ziel ist, sie bei der Durchführung für sie bedeutungsvoller Betätigungen in den Bereichen Selbstversorgung, Produktivität und Freizeit in ihrer persönlichen Umwelt zu stärken. Hierbei dienen spezifische Aktivitäten, Umweltanpassung und Beratung dazu, dem Menschen Handlungsfähigkeit im Alltag, gesellschaftliche Teilhabe und eine Verbesserung seiner Lebensqualität zu ermöglichen.*

Ergotherapie dient nicht zur Prophylaxe von Osteoporose sondern dem Ausgleich von krankheitsbedingten Handicaps. So ist es zum Beispiel für Menschen mit einem starken durch Osteoporose verursachten Rundrücken wichtig zu lernen, wie sie ohne zusätzliche Gefahren die täglichen Aufgaben im Haushalt bewältigen können. Für den Osteoporose-Patienten ist es lebensgefährlich, einen wackeligen Schemel zu nutzen, um in der Küche eine Tasse aus einem Hängeschrank zu holen. Deshalb ist in solchen Fällen die Hilfestellung von erfahrenen Therapeuten notwendig.

Vibrationstraining

Das Vibrationstraining wurde im Zuge der Weltraumforschung entwickelt. Es sollte den dramatischen Verlust von Muskel- und Knochenmasse aufhalten, den die Astronauten aufgrund der Schwerelosigkeit im Weltall erleiden. Der Nutzen dieser speziellen Trainingsform ist für die Muskulatur und für die Knochen wissenschaftlich erwiesen. Das Galileo-Training[19] ahmt den natürlichen Bewegungsablauf des Menschen beim Gehen nach. Das Gerät arbeitet wie eine Wippe, wodurch ein Bewegungsmuster erzeugt wird, das dem menschlichen Gang ähnelt. Die schnelle Wipp-Bewegung der Trainingsplattform verursacht eine Kipp-Bewegung des Beckens genau wie beim Gehen, die Bewegung erfolgt jedoch viel häufiger. Der Körper reagiert darauf mit rhythmischen Muskelkontraktionen im Wechsel zwischen linker und rechter Körperhälfte. Ab einer Frequenz von zirka 12 Hz[20] erfolgen diese Muskelkontraktionen nicht mehr willkürlich, sondern werden durch Dehnreflexe der Muskulatur erzeugt. Die Anzahl der Dehnreflexe pro Sekunde lässt sich über die einstellbare Trainingsfrequenz bestimmen. Wird beispielsweise eine Trainingsfrequenz von 25 Hz gewählt, erfolgen pro Sekunde jeweils 25 Kontraktionszyklen in den Beuge- und Streckmuskeln. Ein Training von drei Minuten bei 25 Hz entspricht somit der gleichen Anzahl von Muskelkontraktionen wie eine Gehstrecke von 4.500 Schritten.

19) Die Galileo-Geräte sind Markenprodukte - die neben den auch von Geräten anderer Hersteller erzeugten Vibrationen – über einen Wippmechanismus eine dem Gehen ähnliche Bewegung, erzeugt. Die meisten Forschungsberichte über die Wirksamkeit des Vibrationstrainings bei Osteoporose beziehen sich auf diese Geräte-Linie.

20) Die Frequenz wird in Hertz (Hz) angegeben, womit die Anzahl der Richtungswechsel der Wippe pro Sekunde bezeichnet wird. Der Haushaltsstrom hat z.B. eine Frequenz von 50 Hz. Das heißt, dass der Strom 50 Mal pro Sekunde die Richtung wechselt.

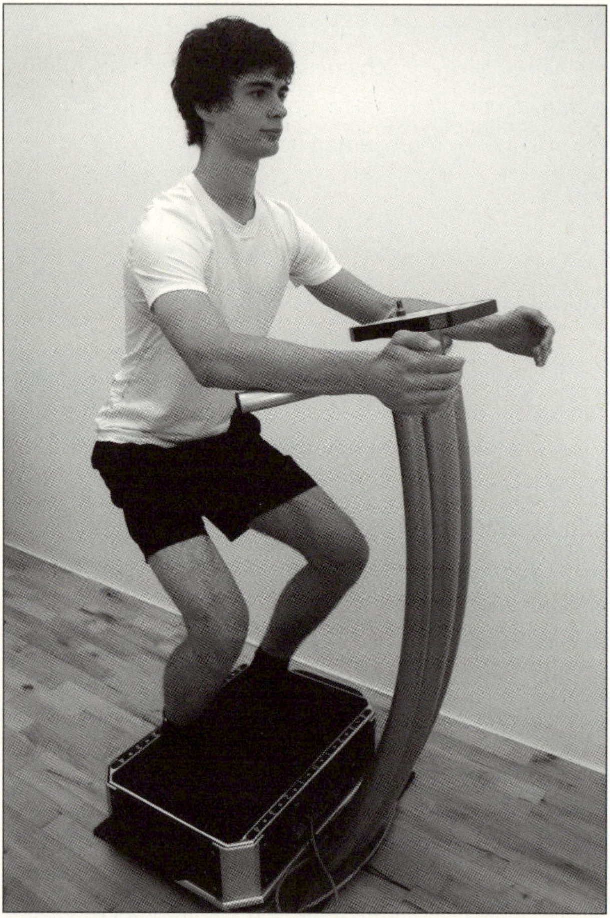

Vibrationstraining ist eine wertvolle Ergänzung zum Krafttraining an guten Maschinen. Ein Ersatz ist es nicht, da Krafttraining sehr viel mehr leistet, als Muskeln und Knochen zu stimulieren. Die Beweglichkeit wird ebenso wenig beeinflusst, wie die Funktion der Rippen-, Wirbel- und Beckengelenke. Hinsichtlich Schmerzlinderung ist Vibrationstraining der Kräftigungstherapie unterlegen. Das Vibrationstraining ist eine sinnvolle Ergänzung eines guten Krafttrainings und eignet sich für die Prävention ebenso wie für die Therapie leichter und mittelschwerer Erkrankungen. Bei hochgradiger Osteoporose mit stark erhöhtem Frakturrisiko reichen die bisherigen Erfahrungen für eine Bewertung der Methode nicht aus.

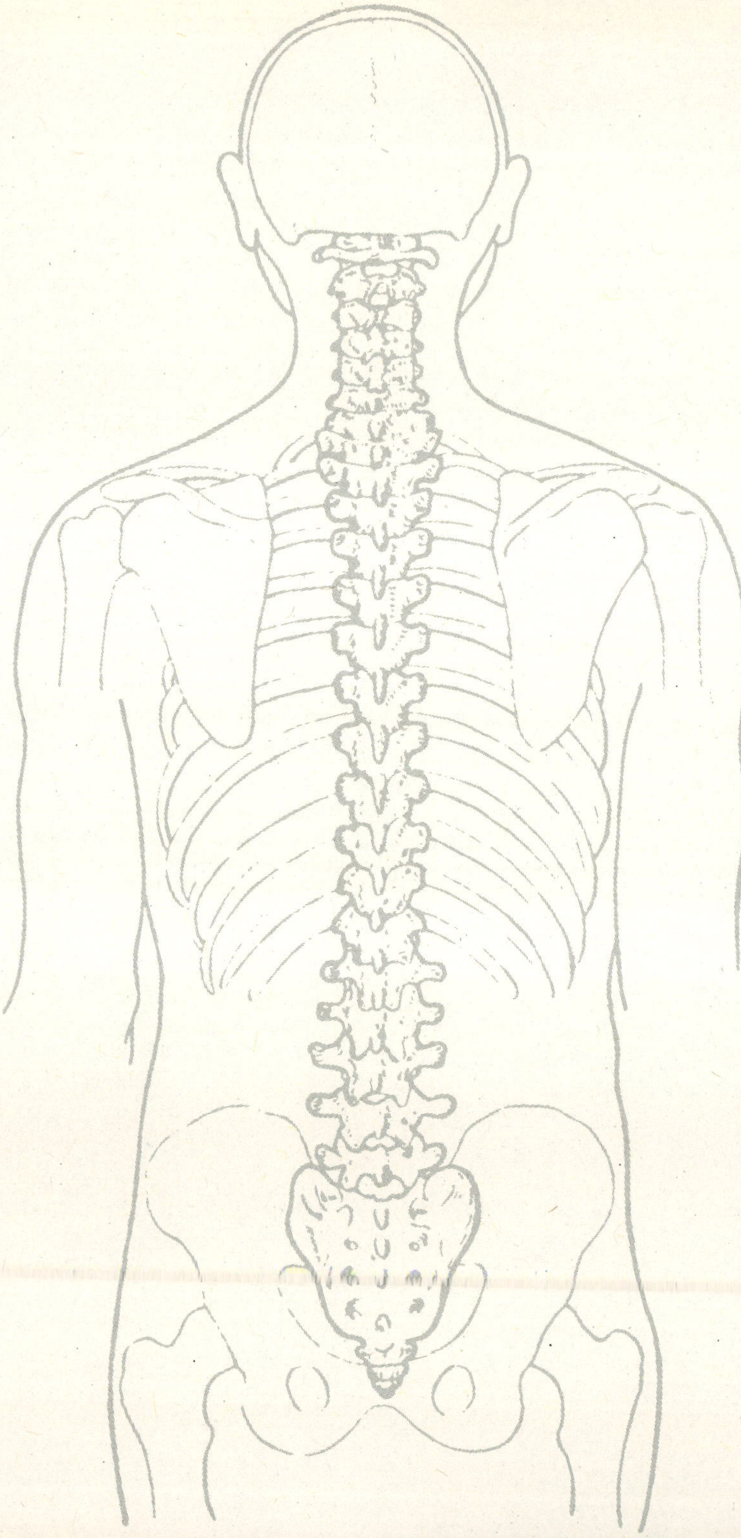

Ein kritischer Appell

Eine Krankheit vollständig zu überwinden gehört zu den größten Herausforderungen für Ärzte und Wissenschaftler. Eigentlich sind wir bei der Volkskrankheit Osteoporose so weit. Bei frühzeitiger Diagnose und dem Einsatz aller verfügbaren Mittel lässt sich nahezu jede Art der Osteoporose vermeiden. Je früher die Diagnose bekannt ist, umso besser sind die Erfolgsaussichten und umso kostengünstiger und verträglicher gestaltet sich die Therapie. Allein mit einer guten Versorgung von Vitamin D und Kalzium, mit intensiver körperlicher Aktivität und gezieltem Krafttraining können Sie selbst die Krankheit nicht nur verhüten, sondern sehr viel Positives im Hinblick auf Ihre Gesundheit, Ihr Wohlbefinden und Ihre körperliche und geistige Leistungsfähigkeit bewirken. Tatsächlich aber sind wir momentan weit davon entfernt, diese Krankheit zu besiegen. Wir verfügen zwar über das Wissen und die nötigen Mittel, aber es fehlt uns der Wille, dieses zerstörerische Leiden zu besiegen. Frühdiagnose wird kaum betrieben, selbst wenn die Diagnose Osteoporose vorliegt, verordnen Haus- und Fachärzte nur in wenigen Fällen eine den Leitlinien folgende Therapie. An den Kosten für Medikamente und für eine sinnvolle Trainingstherapie kann es nicht liegen. Die Folgen der Krankheit sind viel kostspieliger als jede gute Behandlung. Nach meiner Meinung liegt diese folgenschwere Ignoranz vor allem am Alter der Betroffenen. Wäre Osteoporose eine „Managerkrankheit“ wie der Herzinfarkt, wir würden alle Hebel in Bewegung setzen und um jeden Preis um Fortschritte in Diagnose und Therapie ringen. Es wird so viel über die Würde des Alters geredet und geschrieben. Am Beispiel der Osteoporose kann die Gesellschaft zeigen, wie ernst es ihr mit dieser Würde ist.

Durch Aufklärung und Motivation soll dieses Buch einen Beitrag leisten, diese Krankheit zu verhüten oder zu heilen. Sie können sich nicht darauf verlassen, dass sich Ihr Arzt oder Ihre Krankenversicherung ausreichend um Ihre Knochengesundheit kümmert. Nehmen Sie diese Aufgabe also selbst in die Hand. Ich wünsche Ihnen dabei viel Erfolg. Vor allem wünsche ich Ihnen, dass Sie Ihre Leistungsfähigkeit, Ihre Lebensfreude und Ihre Selbständigkeit bis ins hohe Alter erhalten können.

Anhang

Spezielle Grunderkrankungen, die Osteoporose verursachen können

- Cushing-Syndrom (vermehrte Produktion von Kortison durch einen Tumor der Nebenniere)

- Primärer Hyperparathyreoidismus (vermehrte Produktion von Parathormon in den Nebenschilddrüsen)

- Mangel an Wachstumshormon bei Unterfunktion der Hypophyse (Hirnanhangsdrüse)

- Östrogen- oder Testosteronmangel (Hypogonadismus)

- Schilddrüsenüberfunktion

- Diabetes mellitus Typ 1 (stark erhöhtes Risiko für Oberschenkelfrakturen und für Wirbelkörperbrüche)

- Chronische Polyarthritis (= Rheumatoide Arthritis)

- Teilweise oder vollständige Entfernung des Magens (B-II-Magenresektion oder Gastrektomie)

- Epilepsie und Medikamente gegen Epilepsie

Spezielle medikamentöse Therapien, die Osteoporose verursachen können

- Antihormonelle Therapie beim Prostatakarzinom
- Kortison-Langzeitbehandlung (bereits bei 2,5 mg Prednisolon über drei Monate besteht ein erhöhtes Knochenbruchrisiko)
- Therapie mit Glitazonen bei Diabetes mellitus Typ 2. (Bei erhöhtem Risiko für Osteoporose sollten diese Medikamente nicht verwendet werden)
- Protonenpumpenhemmer (Omeprazol, Pantoprazol und andere) sind sehr gut verträgliche und sehr wirksame Magenschutzmittel, die bei jahrelanger Einnahme das Osteoporose-Risiko erhöhen können.
- Schlafmittel, Beruhigungsmittel und andere Psychopharmaka können das Sturzrisiko erhöhen und auf diese Weise zum Entstehen einer Osteoporose-Fraktur beitragen.

Quellenverzeichnis

- ***Bartl, Reiner:*** Osteoporose: Prävention – Diagnostik – Therapie. 3. Auflage 2008, Thieme Verlag.

- ***Braith, Randy:*** Resistance exercise training restores bone mineral density in heart transplant recipients. in: Journal of American College of Cardiology 1996; 28:1471-1477.

- ***Graves, James/Franklin, Barry:*** Resistance Training for Health and Rehabilitation. Human Kinetics, 2001.

- ***Häussler, Bertram:*** Osteoporose in Deutschland. Die BONE-EVA-Studie 2006, IGES Institut für Gesundheits- und Sozialforschung GmbH, Berlin.

- ***Kanis, John A.:*** Europäische Richtlinie zur Diagnostik und Behandlung von Osteoporose bei postmenopausalen Frauen. Euopean Society for Clinical and Economic Aspects of Osteoporosis and Osteoathritis (ESCO), Osteoporosis International 2008; 19(4):399-428.

- ***Kieser, Werner*** (Herausgeber): Krafttraining in Prävention und Therapie. 2006, Huber Verlag.

- ***Kieser, Werner:*** Ein starker Körper kennt keinen Schmerz – Gesundheitsorientiertes Krafttraining nach der Kieser-Methode. 5. Auflage 2007, Heyne Verlag.

- ***Kieser, Werner:*** Die Seele der Muskeln – Krafttraining jenseits von Sport und Show 5. Auflage, 1999, Walter Verlag.

- Leitlinien des Dachverband Osteologie (DVO)
  in den jeweiligen aktuellen Fassungen über **www.dv-osteologie.org**
  zu beziehen.
  - Langfassung
  - Kurzfassung
  - Kitteltaschenversionen für Frauen nach der Menopause
  - Für Männer ab dem 60. Lebensjahr
  - Für glukokortikoidinduzierte Osteoporose

- Leitlinie Physiotherapie und Bewegungstherapie bei Osteoporose
  2008, **www.dv-osteologie.org**

- ***Worm, Nicolai:*** Heilkraft D – Wie das Sonnenvitamin vor Herzinfarkt,
  Krebs und anderen Zivilisationskrankheiten schützt.
  2009, systemed Verlag, Lünen.

Mein Dank

gilt in erster Linie meiner Frau Juliane und meinen Kindern Janina, Felix, Laura und Marinus. Ihrem Verzicht verdanke ich den Freiraum, den ich neben meiner Praxistätigkeit brauche, um mich dem Schreiben zu widmen.

Ein herzliches Dankeschön möchte ich auch dem J.Kamphausen Verlag aussprechen, der mit seiner Autorenwerkstatt auf der Insel La Palma den denkbar schönsten Rahmen für diese intensive Arbeit zur Verfügung stellt. Noch wichtiger als die guten Arbeitsbedingungen auf der grünen Insel ist aber das Herzstück dieser Bücherwerkstatt, die engagierte, kompetente und immer streitbare Lektorin Stephanie Ehrenschwendner, die meine Arbeit mit konstruktiver Kritik und wertvollen Anregungen begleitet hat.

Weitere Publikationen des Autors Dr. med. Martin Weiß

- Muskelkraft ist die stärkste Medizin.
  Lüchow Verlag, 2008

- Spezifische und unspezifische Krankheitsbilder.
  In: Kieser, Werner (Herausgeber), Krafttraining in Prävention und Therapie.
  Huber Verlag, 2006

- Osteoporose-Leitlinien Kieser Training – OLKT, Präventives Krafttraining und Medizinische Kräftigungstherapie bei Osteoporose.
  (zusammen mit Axel Mann), Kieser Training, 2008